D1617895

QUALITÄTSSICHERUNG IN DER PSYCHIATRISCHEN KRANKENPFLEGE

DIE ZUKUNFTSPERSPEKTIVE ZUR OBJEKTIVIERUNG DER ARBEIT MIT PSYCHISCH KRANKEN

Ein Leitfaden für die Praxis

A. Korn (Herausgeber)
unter der Mitarbeit von:
W. Müller
A. Reinthaler
N. Schnetzer
B. Dorn
G. Hipp

FACULTAS
UNIVERSITÄTSVERLAG

Titelgestaltung Graphisches Zentrum Hohenems
G. Bucher

1. Auflage 1994

Druck: Facultas, Wien IX.
Printed in Austria
ISBN 3-85076-349-8

Für meinen Vater
Albert O. Korn,
der mir bei meinen Arbeiten und Büchern als Privatlektor zur Seite stand und mich immer unterstützte.

In Dankbarkeit

„Die Durchführung der Qualitätssicherung setzt voraus, daß sich das Pflegepersonal seiner Verantwortung im eigenen Handeln, der Planung und der Organisation der Pflege bewußt ist.“

Angela Korn / Carolin Helm-Kerkhoff

Ich möchte mich bei allen engagierten KollegInnen der psychiatrischen Krankenpflege bedanken, die durch ihr Nachfragen und Drängen am Erscheinen dieses Buches wesentlich beigetragen haben.

Ganz besonders bedanken möchte ich mich bei den Mitarbeitern der Qualitätssicherungsgruppe des LNKH-Valduna (LKH-Rankweil).

Diese Gruppe war von Anfang an mit sehr viel Elan und Interesse, mit viel Ausdauer und viel Geduld an der Arbeit ihrer Projekte.

Ohne diese engagierte Gruppe, die mit viel persönlichem Einsatz die Einführung der Qualitätssicherung in der psychiatrischen Krankenpflege mitgetragen hat, wäre dieses Projekt nicht möglich gewesen.

Angela Korn

VORWORT

In den letzten Jahren wurde immer häufiger über Qualitätssicherung und ihre Notwendigkeit geschrieben und gesprochen.

Leider blieb den Pflegenden oft keine Möglichkeit, aus den theoretischen Ansätzen und Meinungen einen Weg zur Übertragung in die Praxis zu finden.

Für uns war dies eine besondere Herausforderung, einen praktischen Leitfaden basierend auf den eigenen Erfahrungen zu erstellen.

Der 1. Teil soll die theoretischen Grundlagen vermitteln. Im 2. Teil wird deren Anwendung in der Praxis dargelegt.

Seit 1991 befindet sich am Landeskrankenhaus Rankweil (LNKH-Valduna) eine Qualitätssicherungsgruppe, die angewandte, patientenorientierte Qualitätssicherung im Bereich der psychiatrischen Krankenpflege durchführt.

Die Erfahrungen, die unsere Gruppe machte, sollen nun hier allen Interessierten vorgestellt werden.

Um die Beispiele und Projekte im richtigen Rahmen vermitteln zu können, haben wir, als Qualitätssicherungsgruppe des LKH-Rankweil, uns entschlossen, ein Handbuch zu erarbeiten und vor allem Wert auf die Besonderheiten der psychiatrischen Krankenpflege gelegt.

Als Grundlage für diese Dokumentation haben wir das im selben Verlag erscheinende Buch

„Qualitätssicherung für die Pflege"
Herausforderung und Chance
Ein praktischer Leitfaden
von Korn / Helm-Kerkhoff

zugrunde gelegt.

Es stellt somit eine eigenständige Arbeitsunterlage dar. Sie soll zur Hilfestellung bei der Durchführung der Qualitätssicherung sowie zur Diskussionsgrundlage für die pflegerische Qualitätssicherung genutzt werden können.

Es ist uns bewußt, daß die meisten Probleme im Spital interdisziplinärer Natur sind. Trotzdem, oder gerade deshalb, haben wir, um der Krankenpflege einen leichteren Einstieg zu ermöglichen, vorwiegend die pflegespezifischen Probleme herausgearbeitet.

Wir hoffen mit dieser Arbeit den Mitarbeitern in den Psychiatrischen Kliniken ein Instrument geben zu können, daß neue Zukunftsperspektiven eröffnet und die Objektivierung der Arbeit mit psychisch Kranken erleichtert.

Korn A.,
Müller W., Reinthaler A., Schnetzer N., Dorn B., Hipp G.

INHALTSVERZEICHNIS

I. Theoretischer Teil

1. Qualitätssicherung als Zukunftsperspektive in der psychiatrischen Krankenpflege 11

2. Definitionen und wichtige Bestandteile der Qualitätssicherung 13

2.1. Was ist Qualität? 13
2.2. Was ist Qualitätssicherung? 14
2.3. Interne Qualitätssicherung 16
2.3.1. Interne Qualitätssicherung mit interner Begleitung (Valduna-Modell) 16
2.4. Externe Qualitätssicherung 18
2.5. Interne Qualitätssicherung mit externer Beratung 18
2.6. Wichtige Begriffe in der Qualitätssicherung 19
2.6.1. Strukturqualität 19
2.6.2 Prozeßqualität 20
2.6.3. Ergebnisqualität (Outcome) 20
2.6.4. Interkollegiale Prüfung 20
2.6.5. Kontrolle in der Qualitätssicherung 21
2.7. Dokumentation in der Qualitätssicherung 21

3. Instrumente in der Qualitätssicherung „Die 10 Schritte der Qualitätssicherung nach Korn / Helm-Kerkhoff" 25

3.1. Problemformulierung – Problemsammlung – Prioritätensetzung 27
3.2. Formulierung des allgemeinen Zieles 30
3.3. Diskussion (Problemanalyse) und Festlegen der Problemdefinition 31

3.4. Zusammensetzung der Projektgruppe 34
3.5. Zielbeschreibung 34
– Kriterien 35
– Standards (Methodik) 36
3.6. Erhebungstechniken in der Qualitätssicherung
(Methodik) 37
3.7. Präsentation der Ergebnisse und Erfassen der Ressourcen 43
3.8. Problemlösung 45
3.9. Überprüfung der Ergebnisse 45
3.10. Manöverkritik 46

4. Voraussetzungen der Realisierung 47
4.1. Voraussetzungen und entscheidende Erfolgsfaktoren
zur Übertragung in die Praxis 47
4.2. Persönliche Voraussetzungen 48
4.3. Näheres Umfeld 48
4.4. Weiteres Umfeld 49
4.5. Fortbildung 50

5. Schlußbetrachtung 51

II. Praktischer Teil

6. Praktische Beispiele 53
6.0. Vorstellung der Qualitätssicherungsgruppe des LNKH-
Valduna 53
6.1. Projekt PF 1 Beschäftigung der Patienten auf einer
gerontopsychiatrischen Station 57
6.2. Projekt E 3 Beschäftigung der Patienten auf einer
Akutstation für Frauen 64
6.3. Projekt E 1 Information der Patienten 69
6.4. Projekt O 2 Informationsfluß unter den Mitarbeitern .. 79
6.5. Projekt E 1 Aufnahmesituation von Akutpatienten 85
6.6. Projekt LNKH Hausinterne Verlegungen 90

7. Anhang 97
7.1. Stellenbeschreibung 97
7.2. Beispiel: Fragebögen 99
7.3. Literatur 103

I. THEORETISCHER TEIL

1. QUALITÄTSSICHERUNG ALS ZUKUNFTSPERSPEKTIVE IN DER PSYCHIATRISCHEN KRANKENPFLEGE

Bestandteile der psychiatrischen Krankenpflege

Da-Sein, Dabei-Sein, Begleiten, Aktivieren, Beschäftigen sind wesentliche **Bestandteile der Psychiatrischen Krankenpflege.**

Doch gerade diese Tätigkeiten werden heute noch am wenigsten dokumentiert, strukturiert, überprüft und objektiviert.

Durch die Qualitätssicherung können diese Tätigkeiten in der Argumentation von der Ebene der Subjektivität auf die Ebene der Beweisbarkeit übertragen werden.

Das Instrument Qualitätssicherung bietet die Möglichkeit neue Wege zur Objektivierung und Transparenz der Psychiatrischen Krankenpflege zu beschreiten.

Möglichkeiten der Qualitätssicherung

Durch die Qualitätssicherung wird dem Krankenpflegepersonal ermöglicht:

- die Qualität der psychiatrischen Betreuung und Versorgung des Patienten zu sichern
- seine Tätigkeit zu überprüfen
- das Niveau der Pflegequalität in Form von Qualitätsstandards zu definieren
- gegebenenfalls Verbesserungen vorzunehmen

- die erarbeiteten Standards laufend zu überprüfen
- Rechenschaft über die pflegerischen Leistungen in der Psychiatrie ablegen zu können und durch
- umfassende Dokumentation nachweisen zu können.

Verantwortung

Dies bedeutet aber auch, daß sich das Krankenpflegepersonal seiner **Verantwortung** in der Pflege und Betreuung psychisch Kranker bewußt sein muß.

Professionalisierung

- Ohne die Bereitschaft Verantwortung zu übernehmen ist eine **Professionalisierung** der Pflege nicht möglich.
- Ohne Professionalisierung wird die Forderung der Pflege nach mehr Anerkennung ungehört bleiben.
- Ohne professionelles Denken ist die Einführung von Qualitätssicherung nicht möglich.

Die Qualitätssicherung fordert und fördert die Bereitschaft, Verantwortung zu übernehmen!

Die Qualitätssicherung verlangt von uns eine Auseinandersetzung mit:
- uns
- unserer täglichen Arbeit
- unseren Mitarbeitern
- dem Berufsbild

Sie ermuntert zum:
- Fragen
- Infragestellen
- Hinterfragen

dynamische Methode

Es wird deutlich, daß es sich bei der Qualitätssicherung nicht um ein starres Modell, sondern um eine **dynamische Methode** handelt, die Veränderungen im Verhalten verlangt.

Die Qualitätssicherung bringt Bewegung!

2. DEFINITIONEN DER QUALITÄTSSICHERUNG IN DER PSYCHIATRISCHEN KRANKENPFLEGE

2.1. Was ist Qualität?

Definition der Qualität

An den Beginn des Versuchs **„Qualität" zu definieren**, möchten wir aus den vielen unterschiedlichen Definitionsansätzen des Begriffes Qualität einen für unser Thema passenden formulieren.

Im umgangssprachlichen Gebrauch wird der Qualitätsbegriff meistens in Form von Sinneseindrücken gebraucht; etwas ist heiß oder bitter, bedeutet eine bestimmte Qualität zu benennen, ohne zu sagen, ob dies positiv oder negativ ist. Erst wenn jeder für sich bewertet, ob der Begriff „heiß" in einer bestimmten Situation oder für das Erreichen eines bestimmten Ziels positiv oder negativ erscheint, wird ein faßbares Bewertungsmerkmal daraus.

Z. B.: Bewertet man einen heißen Ofen im Winter als angenehm (positiv). Ein heißer Ofen im Sommer wird jedoch unangenehm (negativ) empfunden.

Das bedeutet, daß wir von der jeweiligen Zielsetzung für eine Tätigkeit oder der Anforderung an ein Produkt ausgehen müssen, um dessen Qualitätsmerkmale zu bestimmen oder zu bewerten. Diese Merkmale sind allerdings abhängig von dem jeweiligen Betrachter und somit immer subjektiv.

Definition WHO

Die **WHO** definiert Qualität im Lexikon für Qualitätssicherung folgendermaßen:

„Qualität ist das Maß von Übereinstimmung zwischen den gesetzten Zielen und der durchgeführten Pflege."

„... Qualität ist das Maß, worin der zu erzielende Gewinn in der Gesundheit mit einem minimalen Gebrauch von Mitteln in die Tat umgesetzt wird."

Diese Definition sagt unter anderem, daß gute Qualität nicht automatisch mehr Kostenaufwand beinhalten muß.

2.2. Was ist Qualitätssicherung?

Qualitätssicherung ist der Prozeß um die Qualität zu bestimmen, auszuführen und zu überprüfen.

Ziel der Qualitätssicherung ist es, Unzulänglichkeiten in der Versorgung und deren Ursachen zu erkennen, geeignete Maßnahmen zu deren Abhilfe zu bestimmen und sie auch durchzuführen (Eugen Hauke).

Kriterien

Standard

Qualitätssicherung ist der Prozeß des Beschreibens von Zielen oder einer Aufgabe. Sie legt **Kriterien** fest und mißt das Erreichte anhand von erarbeiteten **Standards**.

Durch die genau festgelegte und permanente Überprüfung dieser Standards wird die Qualität gesichert.

Abweichungen werden dadurch sofort bekannt; die notwendigen Konsequenzen können rasch eingeleitet werden.

Während der Projektarbeit werden auch tangierende Störungen erkannt. Viele kleine Probleme können somit kurzfristig gelöst werden.

Bewußtseinsprozeß

Die Qualitätssicherung ist aber vor allem auch ein Instrument, das einen **Bewußtseinsprozeß** in Gang setzt.

Hier sollen nur einige Beispiele erwähnt werden:
- Bei der gemeinsamen Diskussion und Formulierung der Problematik entsteht ein Problembewußtsein, bei der die Problemlösung und nicht die Schuldzuweisung an erster Stelle steht.
- Durch das gemeinsame Festlegen der Kriterien und Standards entwickelt sich eine große Identifikation mit der Problemlösung.
- Der Wert der pflegerischen Arbeit steigt bei der Berufsgruppe.
- Kompetenzen werden besser gewahrt und abgegrenzt.
- Durch diesen Bewußtseinsprozeß entsteht eine größere Bereitschaft Historisches zu überdenken und abzuändern.

Einführung

Bei der Überlegung Qualitätssicherung im Krankenhaus einzuführen, müssen nachstehende Punkte bedacht werden:

Qualitätssicherung kostet Geld, Zeit und Energien;
aber keine Qualität in der Patientenversorgung zu gewährleisten,
- **kostet mehr Geld,**
- **mehr Zeit,**
- **mehr Energien,**
- **und im schlimmsten Fall die Gesundheit oder sogar das Leben der Patienten!**

3 wesentliche Ansätze

In der Qualitätssicherung können wir **drei wesentliche Ansätze** unterscheiden:
- Interne Qualitätssicherung
- Externe Qualitätssicherung
- Interne Qualitätssicherung mit externer Beratung

2.3. Interne Qualitätssicherung

Interne Qualitätssicherung entsteht im Idealfall
- von innen heraus
- ohne Druck von außen
- über selbstreflektorisches Beleuchten des eigenen pflegerischen Handelns.

Die Berufsgruppe oder das/die Krankenhaus/Station bringt selbst die Notwendigkeit der Qualitätssicherung zur Sprache und entwickelt die Qualitätssicherung in ihrem Bereich.

Dieses ist möglich sowohl als Einzelperson, oder als Team einer Station bzw. Abteilung.

Die interne Qualitätssicherung beinhaltet aber auch die Verpflichtung, aufgedeckte Mängel durch eigenes Handeln zu beheben oder Verbesserungsmöglichkeiten zu erkennen oder Strategien zu ihrer Erreichung zu erarbeiten. Dabei entscheiden sie selbst über die Notwendigkeit von externen Hilfen unterstützt zu werden (Pflegepersonen von anderen Abteilungen).

Diese Form ist nur dann realisierbar, wenn keine Sanktionen zu erwarten sind.

2.3.1. Interne Qualitätssicherung mit interner Begleitung

Valduna-Modell

Als besondere Form der internen Qualitätssicherung soll hier der am Landesnervenkrankenhaus Valduna – Rankweil entwickelte Ansatz der:

„Internen Qualitätssicherung mit interner Begleitung"

vorgestellt werden.

Eine in Qualitätssicherung ausgebildete Führungsperson (PDL-Oberpflege) vermittelt interessiertem Pflegepersonal die theoretischen Grundlagen der Qualitätssicherung in einem Seminar.

interne Qualitätssicherung mit interner Begleitung

Die Gruppengröße sollte anfänglich 15 Personen nicht überschreiten. Wichtig ist, daß neben den Stationsleitungen jeweils 1–2 engagierte Diplompflegepersonen teilnehmen, um eine bessere Übertragung der erarbeiteten Projekte in die Praxis zu gewährleisten. Außerdem verhindert es Einzelkämpfersituationen.

Ziel der Gruppe ist es, bei regelmäßigen Workshops die laufenden Projekte zu besprechen und eventuell gemeinsam abzuändern. Gleichzeitig werden Termine gesetzt und deren Einhaltung überprüft. Das gemeinsame Erarbeiten weiterer Projekte und die gegenseitige Hilfestellung sind wesentliche Ziele.

Durch die **intensive Zusammenarbeit** mit gegenseitiger Reflexion entwickelt sich eine entsprechende Dynamik in der ein entsprechend effizientes Arbeiten möglich wird.

intensive Zusammenarbeit

Der Leitung der Qualitätssicherungsgruppe obliegt die Führung der Gruppe und die Sicherstellung aller im Rahmen ihrer Möglichkeiten zur Verfügung stehenden Kompetenzen.

Sie ist verpflichtet im Rahmen ihres Aufgabengebietes alle Konsequenzen die sich aus den Projekten ergeben durchzuführen oder deren Durchführung von anderen Stellen der Institution zu erwirken.

Für diese Tätigkeit ist eine **Stellenbeschreibung** (besonders bei Kompetenzerweiterung) unumgänglich (siehe Anhang: Stellenbeschreibung).

Stellenbeschreibung der Zeitung der Qualitätssicherungsgruppe

Durch eine Erweiterung der bestehenden Qualitätssicherungsgruppe durch neu ausgebildete Pflegepersonen und / oder MitarbeiterInnen anderer Berufsgruppen können im Schneeballsystem weitere Bereiche der Institution erfaßt werden.

Damit ist eine sukzessive Einbindung großer Bereiche des Spitals langfristig gewährleistet.

Externe Qualitätssicherung

2.4. Externe Qualitätssicherung

Bei der externen Qualitätssicherung wird z. B. einem Pflegeteam oder der Leitung einer Abteilung eine Problemstellung zur Bearbeitung übertragen, ohne daß zunächst eine Einflußmöglichkeit der Ausführenden auf die Fragestellung vorhanden ist.

Ein Beispiel für externe Qualitätssicherung könnten Arbeitsgruppen darstellen, welche sich mit der Erarbeitung von überregional relevanten Problemstellungen in der Pflege befassen (wie z. B. die EG-Studie „Dekubitus“).

Es ist prinzipiell positiv zu bewerten, wenn dies als Standortbestimmung genutzt werden kann und es Konsequenzen intern oder extern (z. B. Träger) hat.

Interne Qualitätssicherung mit externer Beratung

2.5. Interne Qualitätssicherung mit externer Beratung

Dieses Modell eignet sich zur Einführung von Qualitätssicherung in Krankenanstalten, die noch nicht mit Qualitätssicherung arbeiten oder gerade damit beginnen wollen.

Die externe Begleitung dient dazu, die Mitarbeiter vor Ort in die Lage zu versetzen, eigene Strukturen zur Durchführung von Qualitätssicherung in ihrem Haus zu erarbeiten und fachlich zu beraten.

Welche Strukturen für dieses Haus Gültigkeit haben, entscheiden die Mitarbeiter des Hauses ohne Druck von außen.

Externe Hilfen können zum Beispiel sein:

- Schulung der Methoden und ihre möglichen Anwendungen
- Hilfestellung bei Konzepterarbeitung zur Einführung der Qualitätssicherung
- Aufzeigen der schon vorhandenen qualitätsverbessernden Strukturen und Unterstützung bei der Nutzung der schon vorhandenen Möglichkeiten
- Anleitung beim Aufbau noch nicht vorhandener Möglichkeiten
- Hilfestellung bei der Analyse und Problemlösung
- Bereitstellung von Projektansätzen anderer Kliniken unter Berücksichtigung des Datenschutzes.

Externe Hilfen

Die interne Qualitätssicherung, insbesondere das Modell des LNKH-Valduna, erscheint uns zum jetzigen Zeitpunkt für die psychiatrische Krankenpflege das Mittel der Wahl zu sein.

Krankenhaus und/oder Stationsvergleiche können dabei hilfreich unterstützen.

Vergleiche mit Institutionen

> **Krankenhaus und/oder Stationsvergleiche dienen nur zur Standortbestimmung – sie dürfen nie als Druckmittel verwendet bzw. mißbraucht werden.**

2.6. Wichtige Begriffe in der Qualitätssicherung

2.6.1. Strukturqualität

Dies sind **äußere Bedingungen** der Krankenversorgung wie z. B.

- Ausstattung des Gebäudes, z. B. Zimmergrößen oder Bettenzahl
- Ausstattung mit Personal

äußere Bedingungen

- Qualifikation des Personals
- Regeln, Richtlinien wie z. B. Anstaltsordnung

Für Strukturqualität sind primär der Träger sowie die für die Finanzierung Zuständigen verantwortlich.

Gute Strukturqualität muß nicht zwangsweise eine gute Prozeß- und Ergebnisqualität hervorbringen!

2.6.2. Prozeßqualität

Gesamtheit aller Aktivitäten

Die Prozeßqualität bezeichnet den Versorgungsablauf. Sie stellt die **Gesamtheit aller Aktivitäten**, die zwischen dem gesamten Krankenhauspersonal wie: Pflege, Ärzte, Psychologen, Therapeuten, Seelsorge, Funktionsbereiche und Verwaltung, der Einrichtung und Ausstattung sowie dem Patienten ablaufen, dar.

Die Prozeßqualität wird als wichtigster Aspekt der Qualitätsbeurteilung betrachtet:

2.6.3. Ergebnisqualität (Outcome)

Zufriedenheit

Sie kann sich aus der Veränderung von Strukturen und Prozessen ableiten, aber auch durch die Überprüfung einer Fragestellung. Die Beurteilung von Ergebnisqualität leitet sich aus dem **Gesundheits- und Zufriedenheitszustand** der Patienten ab. Dies gestaltet sich oft schwierig, da subjektive Faktoren ein wesentlicher Bestandteil einer Beurteilung sind.

2.6.4. Interkollegiale Prüfung

Überprüfung durch Kollegen

Manchmal wird der Begriff der interkollegialen Prüfung (= **zwischen Kollegen**) anstatt interner Qualitätssicherung verwendet. Dies kann zu Mißverständnissen führen, da die interkollegiale Prüfung nur einen Teil der Qualitätssicherung darstellen kann.

Ein Beispiel zur interkollegialen Prüfung:

Eine Schwester der Abteilung YZ wird gebeten auf der Akut-Psychiatrischen Abteilung XY eine Befragung aller Patienten mittels Fragebogen durchzuführen. Ziel der Befragung soll sein, ob allen Patienten nachmittags eine Beschäftigungsmöglichkeit angeboten wurde.

Dieses Ergebnis muß wertfrei dem Pflegeteam zur Verfügung gestellt werden.

2.6.5. Kontrolle in der Qualitätssicherung

Kontrolle

In der derzeitigen Diskussion wird der Prozeß der Qualitätssicherung häufig mit reiner Kontrolle verwechselt.

Die Kontrolle ist ein sinnvoller und notwendiger **Teil der Qualitätssicherung**.

Vor allem wenn:

- eine Problemstellung vorhanden ist, die klar mit „ja" oder „nein" zu beantworten ist, oder
- ein Ablauf zu überprüfen ist.

Die Qualitätskontrolle, die nicht als Teil der Qualitätssicherung dient, kann auch in der Pflege durchaus Verwendung finden, wenn es um Probleme geht, die den Aufwand eines Qualitätssicherungsprozesses nicht rechtfertigen.

2.7. Dokumentation in der Qualitätssicherung

Wichtigkeit der Dokumentation

Über die Wichtigkeit einer entsprechenden Dokumentation im Pflegebereich wurde bereits von mehreren Autoren geschrieben.

Diese **Notwendigkeit** muß in bezug auf die Qualitätssicherung besonders unterstrichen werden.

Nichts ist nachweisbar / überprüfbar – was nicht dokumentiert wurde!

Da in der Qualitätssicherung viele verschiedene Faktoren, Meinungen, Ansichten, Mitarbeiter und Berufsgruppen zur Problemlösung ein Miteinander bilden, müssen jeder Schritt, jede Besprechung, alle Teamsitzungen, Lösungsfindungen, Diskussionen etc. nachvollziehbar dokumentiert werden.

Bei einer solchen Vielfalt an Ideen, Meinungen, Charakteren und Mentalitäten kann nicht erwartet werden, daß alle an diesen Prozessen Beteiligten sämtliche Vorgänge der gesamten Projekte über längere Zeit objektiv im Gedächtnis speichern können.

Argumentationshilfe

Eine ganz besondere Bedeutung hat die Dokumentation auch für die **Argumentation** vorgesetzten Dienststellen oder Behörden gegenüber.

Je klarer und lückenloser die Dokumentation, umso einfacher ist die Argumentation!

Falls Mittel (Sachmittel – und/oder Personen) notwendig werden, läßt sich mit einer exakten Dokumentation der Beweis über die Dringlichkeit antreten.

Zudem ist die Analyse verschiedener Abläufe einfacher. Die Nachvollziehbarkeit getroffener Entscheidungen ist auch nach längerer Zeit noch gegeben, besonders wenn die Entscheidungsfindungsprozesse ausführlich genug beschrieben wurden.

Ab einem gewissen Zeitpunkt wird es wichtig werden, die eigene Arbeit im Rahmen der Qualitätssicherung anderen Bereichen der Institutionen oder eventuell auch dem Rechtsträger vorzustellen.

Präsentation

Für die Ausarbeitung einer solchen **Präsentation** ist eine lückenlose Dokumentation Voraussetzung.

Und wenn nach viel engagierter Arbeit der Wunsch besteht, die Projekte dem gesamten Haus als Information und/oder Arbeitsanleitung in Skriptform zur Verfügung zu stellen, oder in einer Fachzeitschrift zu veröffentlichen, wird diese Dokumentation wiederum notwendig und hilfreich sein.

Somit dient die Dokumentation als:

- Gedächtnisstütze
- Argumentationshilfe
- Beweismittel
- Instrument zur Analyse
- Präsentationshilfe
- Publikationsgrundlage

3. INSTRUMENTE DER QUALITÄTSSICHERUNG

Für die Einführung der Qualitätssicherung in die Praxis wurden von Korn/Helm-Kerkhoff die **10 Schritte** der Qualitätssicherung entwickelt.

Besonders für Neueinsteiger dienen sie zur Arbeitsgrundlage. Wir empfehlen daher beim praktischen Einstieg, Schritt für Schritt nach diesem Stufenplan vorzugehen.

10 Schritte der Qualitätssicherung

1. Problemformulierung
   - Problemsammlung
   - Prioritätensetzung
2. Formulierung des allgemeinen Zieles
3. Diskussion (Problemanalyse) und Festlegen der Problemdefinition
4. Zusammensetzung der Projektgruppe
5. Zielbeschreibung
   - Kriterien
   - Standards
6. Erhebungstechniken in der Qualitätssicherung (Methodik)
   - Erhebung des Ist-Zustandes
7. Präsentation der Ergebnisse
8. Problemlösung
   - Durchführung der erarbeiteten Lösungsmöglichkeiten
9. Überprüfung der Ergebnisse (Evaluation)
10. Manöverkritik

R E S S O U R C E N

Nachstehend werden die einzelnen Schritte ausführlich erläutert:

Die Schritte der Qualitätssicherung
(Reihung nach Korn/Helm-Kerkhoff)

externe und interne Auslöser

Thematik

Unmutsäußerung
Beschwerden
Aufträge

Problemsammlung
Prioritätensetzung

1. Problemformulierung

2. Formulierung des allgemeinen Ziels

(Problemanalyse)
3. Diskussion und Festlegen de Problemdefinition

4. Zusammensetzung der Projektgruppe

5. Zielbeschreibung

Kriterien | Standards

6. Erhebungstechniken/Festlegen der Methode zur Erhebung des IST-Zustandes

7. Präsentation der Ergebnisse und Erfassen von Ressourcen

Problemlösung
8. Durchführung der erarbeiteten Lösungsmöglichkeiten

Ziel nicht erreicht — 9. Evaluation
Überprüfung der Ergebnisse

10. Manöverkritik

R e s s o u r c e n

1. Schritt: Problemformulierung

interne und externe Auslöser

Viele Probleme sind im **Berufsalltag** bekannt oder werden zumindest erahnt, gespürt oder gefühlt.

Unmuts-äußerungen Beschwerden

Unmutsäußerungen von Patienten bzw. Angehörigen wie: „Mir ist so langweilig", „Nie wird etwas mit mir unternommen", „Ich warte schon seit 2 Stunden", „Jetzt bin ich schon 2 Tage da und kenne mich noch immer nicht aus", sind Äußerungen die viele kennen, aus denen aber aus mancherlei Gründen selten Konsequenzen gezogen werden.

Weitere Beispiele können Aussagen von Mitarbeitern sein, wie: „Jetzt machen wir schon soviel mit den Patienten und noch immer sind sie unzufrieden", oder „Schon wieder wird von Station XY ein Patient nicht übernommen, immer sind wir die Dummen".

Grundlage für Projekte

Diese und ähnliche Formulierungen können bzw. sollten die **Grundlage für Qualitätssicherungsprojekte** bilden.

Wir unterscheiden zwischen internen Auslösern und externen Auslösern. Die **internen Auslöser** kommen aus der eigenen Berufsgruppe oder der Institution Krankenhaus im weitesten Sinne.

Interne und externe Auslöser

Externe Auslöser kommen von Patienten, Angehörigen, Besuchern oder extramuralen Institutionen.

Für die Problemformulierung kann auch die Problemsammlung mit anschließender Prioritätensetzung herangezogen werden.

A) Problemsammlung:

Es muß immer beachtet werden, daß die Betreuung und Versorgung des Patienten verbessert bzw. gesichert werden soll. Probleme, die nicht patientenbezogen sind, eignen sich nicht für die Qualitätssicherung. Die Problemsammlung kann folgendermaßen durchgeführt werden:

- Bei der nächsten Teamsitzung bitten sie alle Mitarbeiter innerhalb von 5–10 Minuten alle Probleme, die ihnen spontan einfallen, aufzulisten.

oder

- Sie legen ein Heft auf, in das jedes Teammitglied die aktuell aufgetretenen Probleme in einem bestimmten Zeitraum aufschreiben soll.

Sichtung der Probleme

Nach dieser Problemsammlung wird eine **Sichtung** vorgenommen. Zur besseren Übersicht kann bei Bedarf ein Auflisten in Untergruppen dienlich sein. Die hierbei stattfindende Diskussion ist ein wichtiger Bestandteil der Qualitätssicherung. Dazu müssen alle Mitarbeiter einbezogen werden, um eine entsprechende Basis für daraus resultierende Projekte zu schaffen.

überschaubare Projekte

Bei der Einführung der Qualitätssicherung sollte darauf geachtet werden, daß mit kleinen und **überschaubaren Projekten** begonnen wird.

Nach einiger Erfahrung mit dem Instrument Qualitätssicherung können größere, komplexere Problemstellungen bearbeitet werden.

„Eine utopische Zielsetzung ist immer zu vermeiden!“

Bei dieser ersten Diskussion kristallisiert sich schon unter Umständen das für alle am wichtigsten erscheinende Problem heraus.

Sollte bei dieser Diskussion keine Einigung erzielt werden, folgt das Setzen von Prioritäten.

B) Prioritätensetzung:

Stellen Sie zunächst die ihnen unlösbar erscheinenden Probleme zurück, auch wenn sie noch so dringlich, wichtig und störend sind.

Unlösbare Probleme sind eben zu diesem Zeitpunkt nicht lösbar.

Wählen Sie für die Qualitätssicherung nur „ein" Problem; Sie können mit wachsender Erfahrung im Umgang mit diesem Instrument weitere und schwerere Probleme bearbeiten.

Problemauswahl

Bei der **Auswahl des Problems** müssen folgende Punkte beachtet werden:

Die Veränderung des Problems sollte durch
- eigenes Verhalten
- eigenes Handeln
- Information

möglich sein.

Das Problem muß
- häufig auftretend,
- wichtig und störend sein, und
- für alle verständlich formuliert sein (inkl. einer kurzen Erläuterung, warum dies ein Problem ist).

Um den Vorgang zu erleichtern, schlagen wir vor, nachstehenden Bogen zu benutzen:

PRIORITÄTENBOGEN:

Nr.	Problembeschreibung	wichtig	lösbar
1			
2			
3			
4			
5			
6			
7			
8			
9			
10			

Erläuterung des Prioritätenbogens:

Sammlung

Alle **im Team gesammelten** und zusammengefaßten Probleme werden auf diesem Bogen eingetragen. Die Mitarbeiter haben nun die Aufgabe, eine Bewertung durch eine vorgegebene Punktzahl vorzunehmen.

Die Bewertung erfolgt rein subjektiv, d. h. nach persönlicher Einschätzung. Jedes Problem „muß" bewertet werden.

Bei dem vorhandenen Beispiel müssen die Spalten „wichtig" und „lösbar" getrennt bewertet werden.

Nach dem Einsammeln der ausgefüllten Bögen kann durch Addition der vergebenen Punkte die Gewichtung vorgenommen werden.

Auswertung im Team

Die Bekanntgabe der **Auswertung erfolgt im Team.** Dadurch wird die Möglichkeit einer erneuten Diskussion und Ausräumung eventueller Diskrepanzen ermöglicht.

Wichtige Voraussetzung zur Datensammlung ist die sogenannte Datenwahrheit. Falsche Angaben verhindern Problemlösungen.
Es muß jedem bewußt sein:
- **wer mit Sanktionen arbeitet, kann keine große Ehrlichkeit erwarten – oder:**
- **je größer der Druck, umso größer die Schummelei!**

2. Schritt: Formulierung des allgemeinen Zieles

Beschreibung des Zieles

Nach dem Prozeß erfolgt die **grobe Beschreibung**, welche Veränderungen erreicht werden sollen, wie z. B.

- „keine Langeweile auf Station"

• „ausreichende Information“
• „geregelte Patientenverlegungen“.

Dieser Schritt ist die **Zielrichtung.** Es wird noch nicht die Ausarbeitung der Feinziele vorgenommen.

Zielrichtung

3. Schritt: Diskussion (Problemanalyse) und Festlegen der Problemdefinition

Dieser Schritt ist der wichtigste und zugleich schwierigste Punkt im Qualitätssicherungsprozeß!

Eine **exakte Definition** sagt uns, was wir über das Problem wissen wollen, und was wir wirklich verändert haben wollen. Schlußendlich ist dies die Kontrolle, daß das diskutierte und beschriebene Problem erkannt wurde und ist die Voraussetzung zur Erarbeitung der Kriterien und Standards.

genaue Definition

Die Praxis hat gezeigt, daß eine **intensive Diskussion** über die Formulierung des Problems für das weitere Vorgehen sehr wichtig ist.

intensive Diskussion

Für diesen Schritt muß genügend Zeit und Raum für die Diskussion der verschiedenen Sichtweisen und Meinungen eingeplant werden. Denn scheinbar gleiche Probleme werden durch die verschiedenen Sichtweisen verschieden definiert.

Gemeinsam erarbeitete Probleme haben größere Chancen, gemeinsam gelöst zu werden.

An dieser Stelle entscheidet es sich, ob ein Problem ein Qualitätssicherungsprojekt nach sich zieht.

Es empfiehlt sich, folgende **Checkliste der CBO** (zentrales Begleitorgan der Qualitätssicherung in Holland) dafür zu verwenden.

WICHTIGKEITSBAUM DER CBO

(= zentrales Begleitorgan der Qualitätssicherung in Holland)

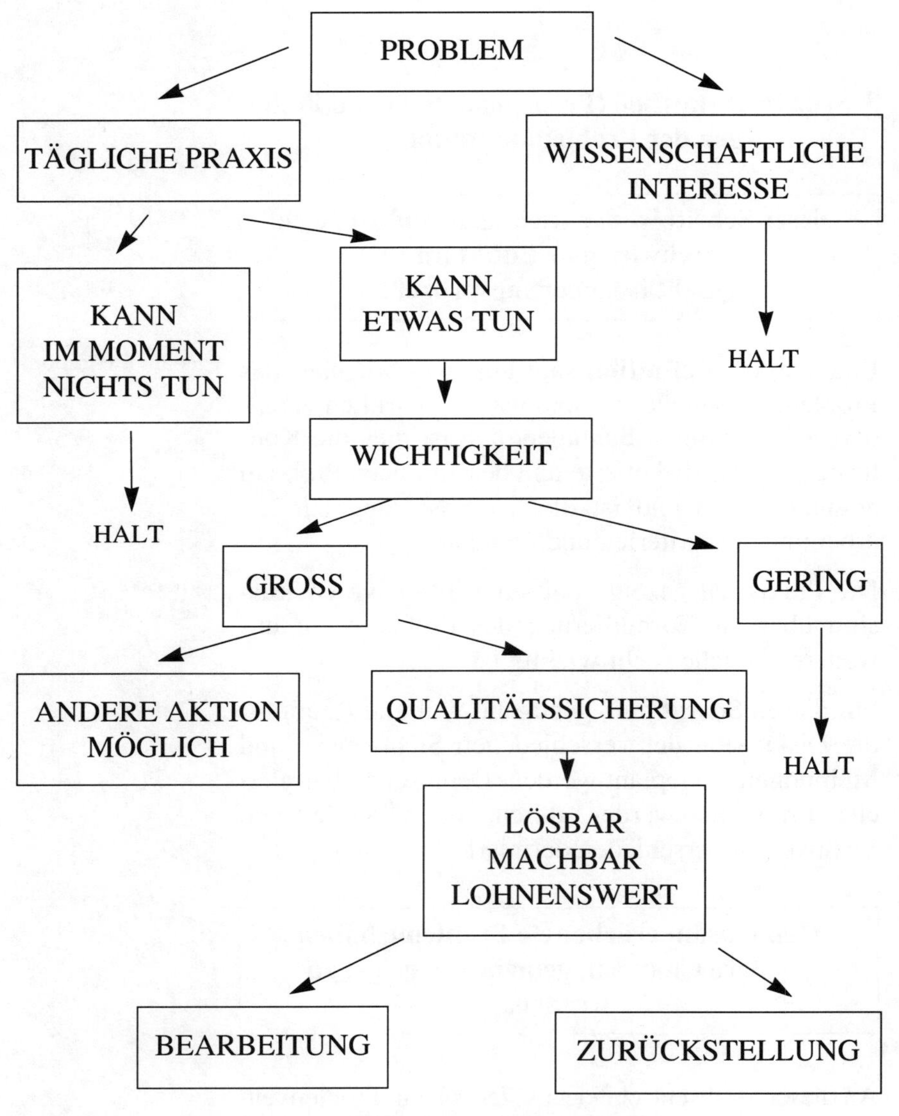

(nach einer Folie der CBO Holland)

Erklärung dieser Graphik:

Da der Qualitätssicherungsprozeß eine aufwendige **Problemlösungsstrategie** darstellt ist es wichtig, daß nur Probleme bearbeitet werden, für die dieser Aufwand gerechtfertigt ist.

Problemlösungsstrategie

Der Wichtigkeitsbaum der CBO hilft dabei.

Folgende Fragen müssen mit „Ja" beantwortet werden:

Qualitätssicherungsprojekt „ja"

- Ist es ein Problem der täglichen Praxis?
- Ist die Bedeutung des Problems groß?
- Ist es durch die Qualitätssicherung lösbar?
- Ist eine Lösung machbar?
- Ist eine Lösung lohnenswert?

Wenn nur eine Frage mit „nein" beantwortet werden muß, wie

kein Qualitätssicherungsprojekt

- das Problem betrifft nicht die tägliche Praxis, sondern ist wissenschaftlich interessant;
- das Problem ist durch andere Aktionen lösbar, z. B. durch Gesetzesänderungen oder Personalveränderungen;
- das Problem ist zur Zeit nicht lösbar;
- die Lösung des Problems lohnt den Aufwand nicht;

dann handelt es sich um ein Problem, das **nicht mit** dem Instrument **der Qualitätssicherung** gelöst werden sollte.

Das heißt nicht, daß Probleme die keine Probleme für die Qualitätssicherung sind, ignoriert werden dürfen.

Dafür sind **andere Lösungsmöglichkeiten** vorzunehmen, wie z. B. Anstaltsordnung, Dienstanweisung, Stationskonzepte, Betriebsvereinbarung, Stellenbeschreibung

4. Schritt: Zusammensetzung der Projektgruppe

Nach der Problemdefinition wird die Zusammensetzung der Gruppe meist erkennbar. Es empfiehlt sich, diese Zusammensetzung in Diskussion mit allen Mitarbeitern des Teams festzulegen.

Die Projektgruppe sollte sich idealerweise aus den mit dem Problem direkt oder indirekt betroffenen Personen zusammensetzen.

Projektleitung

Sie bestimmt eine verantwortliche Person (**ProjektleiterIn**), die für das Projekt als Ansprechpartner dient. Der Projektleitung müssen für diese Aufgabe die dafür notwendigen Kompetenzen übertragen werden.

Bei komplexeren Problemstellungen ist eine Stellenbeschreibung erforderlich.

Die Hauptaufgaben der Projektgruppe sind:

- Erstellen der Qualitätsstandards
- Erhebung des Ist-Standes
- permanente Information
- Vorbereitung der Problemlösung und deren Durchführung

Nur wer Kompetenzen erhält, kann die Verantwortung tragen!

5. Schritt: Zielbeschreibung

Die Projektgruppe hat nun die Aufgabe, die genaue Zielbeschreibung in Form von Kriterien und Standards vorzunehmen.

Eine Modifizierung der Zusammensetzung der Projektgruppe kann auf Grund der erarbeiteten Ziele nötig werden.

A) Kriterien

Prüfgröße

Definition: Kriterien sind Merkmale oder **Prüfgrößen**, anhand derer die Qualität oder Leistung gemessen werden kann.

Kriterien sind die meßbaren Anteile von Standards.
Beispiele für Kriterien:
- Bettenauslastung
- Patientenstruktur
- Personalsituation

Die daraus entwickelten Standards könnten sein:
- Jede Station wird täglich bis 10.00 Uhr über belegbare und reservierte Betten informiert.
- Tägliche Information durch spezielle Hinweise über Belastungssituationen im stationären Bereich für alle Stationen bis 12.00 Uhr.

Folgende Fragestellungen sollten miteinbezogen werden:
- dient es der Zielerreichung?
- ist es systemverträglich?
  (ist es in den, oder mit den vorhandenen Strukturen durchführbar)
- ist zu erwarten, daß die sich daraus entwickelten Maßnahmen akzeptiert werden,
- lohnt sich der Aufwand?

DEPP-Regel

Eine Überprüfung der Kriterien durch die sogenannte **„DEPP-Regel“** ist ebenfals möglich und leicht merkbar.

D – durchdacht

E – einfach

P – praktikabel

P – problemspezifisch

Zur Erarbeitung und/oder Überprüfung von Kriterien hat sich eine Analyse der Tätigkeiten, die für das Problem wichtig sind, als hilfreich erwiesen.

B) Standards (Merkmalsräume)

Im Unterschied zu den Kriterien ist der Standard in der Qualitätssicherung die Beschreibung der konkreten Ausprägung des Kriteriums.

Rumba-Regel

Standards müssen **überprüfbar** sein und einen meßbaren Faktor haben. Von der California Medical Association sind 1975 folgende Regeln **(Rumba-Regel)** zur Erstellung von Kriterien formuliert worden:

R – relevant für das ausgewählte Problem

U – understandable = verständlich

M – meassurable = meßbar

B – behaviourable = durch Verhalten änderbar

A – attainable = erreichbar oder achievable = durchführbar

Überprüfung des Kriteriums

Anhand der „R U M B A - R e g e l" läßt sich **überprüfen,** ob der **Standard** die oben genannten Eigenschaften erfüllt.

Beispiele für Standards

Ein **Beispiel** dafür:

Prüfgröße (Kriterium): • Suppe

Standard • Jeder Patient der es wünscht, erhält eine heiße Suppe!

Die Überprüfung könnte z. B. durch folgende kleine Befragung erfolgen:

- Wünschten Sie eine Suppe? Ja / nein
- Haben Sie eine Suppe erhalten? Ja / nein
- War die Suppe heiß? Ja / nein

Unterschiede zwischen Qualitätsstandard und Pflegestandard

Da es häufig zu Mißverständnissen bei den Formulierungen kommt, möchten wir an dieser Stelle darauf hinweisen, wie wichtig die **Unterscheidung** zwischen „Pflegestandards" und „Qualitätsstandards" ist.

Qualitätssicherungsstandards sind nicht gleich Pflegestandards!

Um den Unterschied klarer hervorheben zu können, wird im folgenden von Pflegeleitlinien und nicht von Pflegestandards gesprochen.

- Pflegeleitlinien sind Handlungsanweisungen zur Durchführung von bestimmten Pflegetätigkeiten.
- Qualitätsstandards sind Richtlinien, die zur Leistungserbringung und -überprüfung dienen.

Ein Beispiel dafür:

Pflegeleitlinie

- Die *Pflegeleitlinie* beschreibt *wie* die Lagerung nach Bobath durchzuführen ist und *welche* Patientengruppen so gelagert werden.

Qualitätsstandard

- Der *Qualitätsstandard* legt fest, daß bei *allen Patienten*, die die Voraussetzungen für diese Lagerung erfüllen, nach dieser Leitlinie gelagert werden müssen.

Die Pflegeleitlinien sind für die Bestimmungen der Qualität pflegerischen Handelns unabdingbar. Im Verlauf von Qualitätssicherungsprozessen in der Pflege wird es deshalb auch zur Erarbeitung von Pflegeleitlinien kommen.

Hierbei kann auf bereits vorhandene erarbeitete Pflegeleitlinien zurückgegriffen werden, die eventuell für den eigenen Bereich modifiziert werden.

Es gibt schon Beispiele von Pflegeleitlinien, die den dazugehörigen Qualitätsstandard beinhalten. Dies stellt eine optimale Lösung dar.

6. Schritt: Erhebungstechniken in der Qualitätssicherung (Methodik)

Ist-Erhebung

Die **Ist-Erhebung** ist eine wichtige Voraussetzung zur objektiven und umfassenden Festlegung des zum Zeitpunkt der Erhebung vorhandenen Qualitätsstandes.

Gleichzeitig dient sie zur Schwachstellenanalyse und als Grundlage für weitere Planungen.
Schon aufgrund dieser Erkenntnisse können sich Problemlösungen anbieten.
Die aus der Ist-Erhebung gewonnenen Informationen können aber auch Anlaß sein, die bereits fixierten Qualitätsstandards im Team neu zu überdenken.
Dazu gibt es verschiedene Erhebungstechniken, die von der Projektgruppe ausgewählt werden müssen.
An dieser Stelle sollen die wichtigsten Methoden genannt und erläutert werden.

Mündliche Befragung

Mündliche Befragung:

In Form eines Interviews, wenn der betroffene Personenkreis gering ist und die Fragen die Möglichkeiten eines Fragebogens sprengen würden.
Besonders in der Psychiatrie kommt der mündlichen Befragung eine große Bedeutung zu. Die Gefahr der Beeinflussung ist hierbei natürlich besonders groß und sollte auch immer bedacht werden.
Allerdings bedürfen viele Patienten einer erklärenden Unterstützung, da sie alleine mit dem Fragebogen nicht zurechtkommen würden.
Eine Kombination – Fragebogen mit mündlicher Befragung – ist für diesen Patientenkreis zu empfehlen (siehe auch praktische Beispiele).

Fragebogen

Fragebogen:

Bei der Erstellung eines Fragebogens sind folgende Grundsätze zu beachten. Eugen Hauke „Organisatorische Gestaltung im Krankenhaus“ gibt unter anderem folgende Hinweise an:
„Der Fragebogen muß formal und inhaltlich klar und übersichtlich aufgebaut sein, wobei gegebenenfalls EDV-gerechte Auswertungsmöglichkeiten zu berücksichtigen sind. Die vorgelagerte Entscheidung, ob die Beantwortung durch einfaches Ankreuzen,

vorgegebene Antworten oder durch eigene Formulierung erfolgen soll, wird unter anderem vom untersuchten Bereich abhängen. Es hat sich in der Praxis bewährt, die Fragen vorweg auf ihre allgemeine Verständlichkeit zu prüfen."

Wichtige Punkte

Weitere Punkte, die zu beachten sind:
- Taktgefühl in der Fragestellung walten lassen
- Keine Suggestivfragen
- Die Fragen müssen leicht zu beantworten sein
- Nur Fragen verwenden, die auf die Erreichung des Zieles gerichtet sind.

In der Kürze liegt die Würze!
So wenig wie möglich, so viel wie notwendig.

Strichliste

Strichliste:

Die Strichliste ist eine der einfachsten Erhebungstechniken, um quantitative Daten über einen bestimmten Zeitraum erfassen zu können.

Es ist allerdings möglich, durch ein bestimmtes Design mehrere Parameter auf einmal zu erheben.

praktisches Beispiel

Im angeführten Beispiel können folgende Parameter erhoben werden:

- Anrufe von oder nach:
  Labor, Verwaltung, Transporte, Röntgen, andere Stationen,
  Sonstiges (um die Gesamtzahl der Telefonate zu erfassen).
- Zeiterfassung
  In der Zeit von 6.30–7.30 Uhr wurde angenommen, daß relativ wenige Störungen stattfinden. Auch in der Zeit von 7.30–8.00 Uhr, da in diesem Krankenhaus die Laboreinheiten und die Verwaltung erst ab 8.00 Uhr ihren Dienst beginnen.

  Da ab 8.00 Uhr mit vielen Telefonaten gerechnet wird, erfolgt die Zeiteinteilung von 8.00–12.00 Uhr 15minütig.

Beispiel: Strichliste

Telefonate	Station ______	Datum ______				
	Labor	Verwal- tung	Trans- port	Röntgen	andere Stationen	Sonstige
06.30–07.30						
07.30–08.00						
08.00–08.15						
08.15–08.30						
08.30–08.45						
08.45–09.00						
09.00–09.15						
09.15–09.30						
09.30–09.45						
09.45–10.00						
10.00–10.15						
10.15–10.30						
10.30–10.45						
10.45–11.00						
11.00–11.15						
11.15–11.30						
11.30–11.45						
11.45–12.00						

Laufzettel:

Laufzettel

Er dient zur Transparenz der Durchlauf- und Liegezeiten von z. B. Bestellscheinen, Krankheitsgeschichten, Laborproben etc.

Auf ein beigefügtes Formular werden von allen an der Bearbeitung Beteiligten Eingang, Ausgang und die Art der Tätigkeit eingetragen.

praktisches Beispiel

Beispiel einer Bestellung, die mit dem Instrument Laufzettel überprüft wurde:

LAUFZETTEL
für die internen Bestellzettel

Eingang		Name	Grund der	Bearbeitungs-	Ausgang	
Datum	Zeit	Bearbeiters	Bearbeitung	von–bis/Datum	Datum	Zeit
		St.Ltg. XY	Antrag für einen Rasierapparat	9.00–9.05/6.6.93	6.6.93	11.30
6.6.93	14.00	PD-Leitung	Kontrolle und Weiterleitung	1 Minute	14.6.93	11.30
14.6.93	14.00	Sekretärin	Sortieren	1 Minute	14.6.93	11.30
14.6.93	16.00	Sachbearbeiter	Bestellung	3 Minuten	25.6.93	10.00
30.7.943	8.00	Sachbearbeiter	Eing.-Bestellung	2 Minuten	30.7.93	14.00
31.7.93	10.00	St.Ltg. XY	Rasierapparat einhalten	1 Minute		

Beispiel für einen LAUFZETTEL:

Laufzettel
für die internen Bestellzettel

Eingang		Name des	Grund der	Bearbeitungszeit	Ausgang	
Datum	Zeit	Bearbeiters	Bearbeitung	von–bis/Datum	Datum	Zeit

Sichtung und Dokumentation

Sichtung der Dokumentation

Die Auswertung der vorhandenen schriftlichen Dokumentationen ist zeitlich und räumlich unabhängig und nicht an eine Anwesenheit von Personen oder Objekten gebunden.

Allerdings können hier nur die vorhandenen schriftlichen Aufzeichnungen erfaßt werden. Eine z. B. mangelhafte Pflegedokumentation würde bei der Anwendung dieser Technik einen großen Unsicherheitsfaktor bezüglich der **Verwertbarkeit der Daten** beinhalten.

Daten Verwertbarkeit

Als Vorteil anzusehen ist, daß durch diese Untersuchung die Schwachstellen der eigenen Pflegedokumentation aufgezeigt werden und in der Folge die Chance zu einer Veränderung eröffnet.

Tätigkeitenliste

Tätigkeitsliste

Es werden über einen bestimmten Zeitraum für jeden Tag alle Tätigkeiten einschließlich der Arbeitsausfälle und der persönlich bedingten Tätigkeiten erfaßt.

Diese Untersuchung eignet sich besonders dafür, Zeiträume mit besonderem personellem Arbeitsaufwand (Tagesspitzen) und Leerzeiten zu erfassen. Gleichzeitig kann die Verteilung der pflegerischen Tätigkeiten während des Tages erfaßt werden.

7. Schritt: Präsentation der Ergebnisse und Erfassen der Ressourcen

Spätestens zu diesem Zeitpunkt muß eine Präsentation der erhobenen Daten und der anderen Aktivitäten der Projektgruppe im Team erfolgen.

Information nach abgeschlossenen Schritten

Es empfiehlt sich, besonders bei den ersten Projekten die Präsenation der Ergebnisse **nach jedem abgeschlossenen Schritt** vorzunehmen. Dadurch ist das Team kontinuierlich informiert.

Das gemeinsame Tragen des Projektes wird gefördert und Ängste können besprochen und bearbeitet werden.

Wertfreie Darstellung

Die Präsentation der Ergebnisse in der Projektgruppe muß eine **wertfreie Darstellung** gewährleisten.

Nur eine vertrauensvolle Zusammenarbeit kann zu produktiven Ergebnissen führen.

Modifikation

Hier bietet sich die Möglichkeit zur ersten Überprüfung und eventueller **Modifikation** der bisher stattgefundenen Schritte.

Auch hier bietet sich die Möglichkeit, Problemlösungen gemeinsam zu diskutieren und festzulegen.

Ressourcen

Besonders bei diesem Schritt ist das Erkennen von ungenutzten Möglichkeiten (Ressourcen) wichtig. Die Ausnutzung dieser **Ressourcen** kann eine Problemlösung unter Umständen auch ohne hohen Kosten-, Material- und Personalaufwand ermöglichen.

Zunächst unlösbar erscheinende Probleme können somit lösbar gemacht werden.

Gerade die Diskussion bei der Präsentation der Ergebnisse zeigt häufig solche vorhandenen Ressourcen auf.

Vorhandene Ressourcen werden manchmal erst während dem Prozeß der Problemlösung erkannt.

Eine Resignation bei bestehenden Problemen kann den Blick auf problemlösende Ressourcen verstellen.

8. Schritt: Problemlösung

Die in der Projektgruppe oder im Team besprochenen und erarbeiteten Lösungsmöglichkeiten werden nun durchgeführt.

Diese Lösungen ergeben sich aus den Informationen der Ist-Erhebung oder der Problemanalyse.

Es können zur **Zielerreichung** eine oder mehrere Problemlösungsschritte erforderlich sein.

Auch hier ist es von Vorteil, nach jeder abgeschlossenen Sequenz, das Team zu unterrichten, um gegebenenfalls notwendige Veränderungen vornehmen zu können.

9. Schritt: Überprüfen der Ergebnisse (Evaluation)

routinemäßige Kontrolle

Erst der Schritt der Überprüfung und die Erarbeitung der **routinemäßigen Kontrolle** macht aus den vorangegangenen Schritten den Prozeß der Qualitätssicherung.

fortlaufendes Überprüfen

Nur ein **fortlaufendes Überprüfen** der Ergebnisse und Schritte gewährleistet die Sicherung des von uns festgelegten Qualitätsniveaus.

Dazu muß im Team diskutiert und wiederum schriftlich festgehalten werden.

- Wer?
- Wie lange?
- In welchem Zeitraum bzw. Abschnitt?
- In welchem Ausmaß und wie häufig?
- Mit welchem Instrument?

überprüft!

Wichtige Fragen

Außerdem sollen während dieser Sitzung folgende **Fragen** beantwortet werden:

- Wurde das festgelegte Ziel erreicht?
- Konnten die Standards eingehalten werden und können sie es auch weiterhin?

- Sind die Kriterien noch zutreffend, ausreichend?
- Haben sich neue Erkenntnisse entwickelt, auf die reagiert werden muß?

Auf die nachfolgende Frage sollte besonderes Augenmerk gelegt werden:

- Sind wir als Gruppe mit dem Erreichten zufrieden?

10. Schritt: Manöverkritik

Wichtigkeit einer umfassenden Manöverkritik

Abschließend möchten wir auf die **Wichtigkeit** einer **umfassenden** Manöverkritik hinweisen.

Durch das Erkennen von Schwierigkeiten, Problemen und deren Bearbeitung durch die Gruppe, sowie das Erfahren von positiven Verläufen, bietet sie Hilfestellung bei der Planung und Durchführung von weiteren Qualitätssicherungsprojekten.

Nicht jeder Mitarbeiter kann mit negativen Ergebnissen, seien sie auch noch so positiv dargestellt, gut umgehen.

Wichtige Fragen

Bei der Manöverkritik können z. B. folgende **Fragen** erörtert werden:

- Wie war die Zusammenarbeit in der Projektgruppe?
- Welche Hindernisse und Widerstände ergaben sich im Laufe des Projektes; wie wurde damit umgegangen?
- Positive Erfahrungen?
- Wurden alle wesentlichen Stellen informiert?
  - ausreichend?
  - in der richtigen Art und Weise?
  - wie waren die Reaktionen?
- Was muß bei weiteren Projekten beachtet werden?
- Sind Ressourcen für weitere Projekte vorhanden und wurden jetzt alle genutzt?

Das Ergebnis dieser Diskussion wird selbstverständlich schriftlich festgehalten.

4. VORAUSSETZUNGEN ZUR REALISIERUNG

4.1. Entscheidende Erfolgsfaktoren und Voraussetzungen für die Übertragung in die Praxis:

Es gibt für die Qualitätssicherung in der psychiatrischen Krankenpflege viele **praktische Möglichkeiten** zur Realisierung.

praktische Möglichkeiten

Bevor das Instrument der Qualitätssicherung in der Praxis angewendet wird, ist es wichtig, sich mit den folgenden Faktoren nochmals auseinander zu setzen.

Zeit

Zeit

für
- Fortbildungen – Ausbildungen
- Besprechungen
- Diskussionen
- Teamsitzungen

Geduld

Geduld

für
- Motivation der Mitarbeiter / Team
- Überwindung der Widerstände im engeren und weiteren Umfeld
- Bearbeitung von Ängsten und eventuellen Mißerfolgen

Verantwortungsbewußtsein

Verantwortungsbewußtsein

um
- Probleme zu sehen
- Probleme zu bearbeiten
- Konsequenzen einzuleiten

Personal

Personal

für
- Ausbildung
- Fortbildungen
- externe Beratung und Begleitung

4.2. Persönliche Voraussetzungen

- Verantwortungsbewußtsein
- Problembewußtsein
- positive Grundhaltung
- Willen zur Fortbildung und das Annehmen der angebotenen Möglichkeiten
- Fähigkeit zur sachlichen Auseinandersetzung
- Kritikfähigkeit
- Führungsqualitäten

4.3. Näheres Umfeld

Vertrauen

Zusammenarbeit

- **Vertrauen** (ein Klima des Vertrauens kann im näheren Umfeld auch geschaffen werden!)
- **Zusammenarbeit** im **Team**, im **interdisziplinären Bereich**, sowie mit den nächsten **Vorgesetzten**
- Anerkennung

4.3.1. Erfassen der Strukturen

Strukturveränderung

Durch die Erfassung der Strukturen der Station können die bereits vorhandenen Hilfen für die Qualitätssicherung erkannt werden. Genauso kann diese Erfassung bewußt machen, welche **Strukturveränderungen** ohne größeren Aufwand vorgenommen werden können.

Zugleich wird klar aufgezeigt, in welchen realistischen Gegebenheiten die Problemlösung ablaufen muß.

- Welche Dokumentationsform ist auf der Station vorhanden?
- Ausbildungsstand – Qualifikation der Mitarbeiter
- Welche die Pflege erleichternde Geräte sind auf der Station und wo?
- Räumliche Ausstattung der Station / Bettenzahl

- Arbeitszeiten / Dienstplangestaltung
- Vorhandensein von zentralen Diensten
- Kommunikationsstruktur (zentrale Rufanlage)
- EDV?
- Ressourcen!

4.4. Weiteres Umfeld

Es muß ein **Konsens** zwischen den persönlichen Voraussetzungen, dem näheren und dem weiteren Umfeld vorhanden sein oder geschaffen werden, da interne Querelen die für die Qualitätssicherung dringend benötigten Energien abziehen.

Konsens

Ohne diesen Konsens, der von dem Klima des Vertrauens und dem Willen der Zusammenarbeit getragen ist, kann die Qualitätssicherung nur schwer in die Praxis übertragen werden, oder ist sogar zum Scheitern verurteilt.

Das weitere Umfeld muß:

- eine Haltung **der Unterstützung** signalisieren und
- die Bereitschaft haben, die nötigen Hilfestellungen zu leisten, z. B.:
  - Bereitstellung von Geldern für
  - Fortbildungen
  - externe Experten
  - EDV-Programme
- **Hilfe** bei Arbeitszeitänderungen
- sich mit den Ergebnissen der Qualitätssicherung auseinandersetzen und **daraus Konsequenzen** ziehen.

Unterstützng

Hilfe

Qualitätssicherung ist kein Monopol der Führungsebene!

4.5. Fortbildungen

Fachseminare, Tagungen und Referate zum Thema Qualitätssicherung im Krankenhaus werden im deutschsprachigen Raum immer häufiger angeboten und sollten genutzt werden.

persönliche Fort- und Weiterbildung

Aber nicht nur Fachseminare, sondern auch Fort- und Weiterbildungen in anderen Bereichen sind für die Qualitätssicherung wichtig.

Dazu gehören:

- Pflegeplanung / Pflegeprozeß / Pflegekategorie / ATL
- Erarbeitung von Pflegestandards
- Pflegedokumentationssysteme (eventuell EDV)
- Bereichspflege
- Kommunikationsseminare (im Team, interdisziplinär)
- Managementseminare
- Mitarbeiterführung
- Konfliktlösungsseminare
- Rhetorik / Moderation / Konferenztechniken

5. SCHLUSSBETRACHTUNG

Wir haben in einem der vorangegangenen Kapitel den Merksatz

„Qualitätssicherung bringt Bewegung“

Bewegung

geschrieben.

Abschließend möchten wir nun unsere Erfahrungen mit dieser „Bewegung“ erläutern.

Im Laufe der Zeit konnte festgestellt werden, daß die Teams, deren Stationen mit Qualitätssicherungsprojekten befaßt waren, Verhaltensänderungen in vielen Bereichen zeigten.

Verhaltensänderung

Hervorzuheben ist hierbei die Entwicklung eines klareren Problembewußtseins und die Möglichkeit Probleme anzusprechen und strukturiert benennen zu können.

Genauere Beschreibung ihrer Tätigkeiten und bessere Dokumentation sind ebenfalls Erfolge, die auf die Auseinandersetzung mit der Qualitätssicherung zurückzuführen sind.

Wertschätzung

Die Wertschätzung des eigenen pflegerischen Handelns und das Selbstbewußtsein für das Berufsbild stiegen. Dadurch wurden Kompetenzüberschreitungen eingeschränkt und die Qualität der eigentlichen Arbeit gesteigert.

Erfolgreiche Umsetzung

Die regelmäßigen Workshops der Qualitätssicherungsgruppe und die dabei durchgeführten Diskussionen bilden die Grundlage für die erfolgreiche Umsetzung der Qualitätssicherungsprojekte und sind der Nährboden für die sich entwickelnde Verhaltensänderung der Mitarbeiter.

Durch die Möglichkeit dieser Auseinandersetzungen und Diskussionen über die verschiedensten Problembereiche war es für die Berufsgruppe Krankenpflege auch besser möglich, ihre eigenen Anliegen bei der Öffnung der Akutstationen des Hauses vorzutragen und sie als wichtige Bestandteile in der Konzeptionierung und Umstrukturierung einzubringen.

Ohne diese aktive und selbständige Arbeit des Pflegepersonals wäre am LNKH-Valduna die Öffnung dieser Stationen zu diesem Zeitpunkt nicht möglich gewesen.

Wir wünschen Ihnen bei Ihrem Vorhaben die Qualitätssicherung in Ihrem Hause einzuführen, die dazu nötige Geduld und hoffen, daß Ihnen unsere Erfahrungen und Ausführungen dabei helfen werden.

II. PRAKTISCHER TEIL

6. PRAKTISCHE BEISPIELE

6.0. Vorstellung der Qualitätssicherungsgruppe des LNKH-Valduna (LKH-Rankweil) (Valduna-Modell)

Im Frühjahr 1991 wurde dem interessierten Pflegepersonal ein dreitägiges Fortbildungsseminar zum Thema Qualitätssicherung angeboten. Referentin war Frau Prof. Karin von Schilling, Toronto, Canada.
20 Pflegepersonen nahmen daran teil.

Nach der Sommerpause wurde das Krankenpflegepersonal, welches durch dieses Seminar ein verstärktes Interesse an der Arbeit mit Qualitätssicherung bekommen hatte, angesprochen. Diesen Mitarbeitern wurde eine weitere intensivere Ausbildung in der Qualitätssicherung angeboten.

Im Winter 1991 fand die erste Vorbesprechung statt. Hierbei wurden die Ziele für ein weiteres Arbeiten festgelegt:

- Für das LNKH-Valduna soll eine Qualitätssicherungsgruppe für den Bereich psychiatrische Krankenpflege installiert werden.
- Die Ausbildung dieser Gruppe erfolgt in Seminarform
- Die Seminare finden außerhalb des LNKH statt und werden von der Gruppenleitung Frau Korn organisiert und durchgeführt.
- Beginn der Ausbildung Frühjahr 1992.

Der 1. Ausbildungsabschnitt wurde im Februar 1992 durchgeführt.

Dieses Seminar gliederte sich in:

1. Vermittlung von theoretischen Grundlagen (1. Tag)
2. Praktische Übungen in der Großgruppe und in Kleingruppen (2. Tag)
3. Praktische Übungen mit ausgewählten stationären Problemen, die als Grundlage für die Qualitätssicherungsarbeit auf der Station dienen sollten (3. Tag).

Am Ende dieses dreitägigen Seminares standen folgende Projekte fest:

1. Betreuung der psychiatrischen Patienten auf einer chronischen Frauenstation, außerhalb der Zeiten der Ergotherapiegehilfin.
2. Informationswege und daraus resultierende Defizite auf einer Rehabilitationsstation (siehe 5.4.).
3. Betreuung und adäquate Beschäftigung der Patienten einer akut-psychiatrischen Station, die nicht in die Ergotherapie gehen können (siehe 5.2.).

Für jedes Projekt wurde in der Gruppe eine bestimmte **Vorgangsweise** festgelegt und terminisiert, wie z. B.

- Termin der ersten Information an das Pflegeteam,
- Termin der Installierung der Projektgruppe auf der Station,
- Termin für bestimmte Besprechungen, die zur Lösung des speziellen Problemes notwendig waren.

Ebenso wurde der nächste Termin für die 2. Sitzung vereinbart, die im April 1992 stattfand. Bei dieser Sitzung wurden die Verläufe der 3 Projekte besprochen, aufgetretene Probleme bearbeitet, sowie ein neues Projekt ausgearbeitet (siehe 5.5.).

Die Qualitätssicherungsgruppe traf sich im Juni ein drittes Mal, wiederum für zwei Tage. Es wurde über den Verlauf der Projekte – Erfolge – Mißerfolge – berichtet.

Als neues Projekt wurde für das gesamte LNKH die hausinterne Verlegung in das Programm aufgenommen (siehe 5.6.).

Mitte September wurde die 4. Sitzung, ebenfalls für zwei Tage, abgehalten, bei der besonders das Scheitern des Projektes „Informationsdefizite“ bearbeitet wurde.

Beim nächsten Treffen (5. Sitzung) im Oktober zeichnete sich auch mehr oder weniger das Scheitern des Projektes „Betreuung der Patienten auf einer chronischen Station“ ab.

Grund dafür war die Schwangerschaft beider für dieses Projekt verantwortlichen Krankenschwestern.

Der letzte Termin im Arbeitsjahr 1992 wurde Ende Dezember abgehalten. Da das miteinander Arbeiten der Gruppe zu diesem Zeitpunkt sehr effektiv gestaltet werden konnte, wurde diese 6. Sitzung auf einen Tag beschränkt.

Im Rahmen dieser 6. Sitzung wurde ein weiteres Projekt gestartet. Das Thema „Betreuung der Patienten auf einer chronischen Station“ wurde von der Station PF 1 übernommen (5.1.).

Das 1. Treffen im neuen Jahr (7. Sitzung) wurde auf Anfang Februar gelegt. Hierbei wurden folgende Punkte beschlossen:

- Weitere Treffen nur mehr eintägig.
- Ausführliche Information des LNKH über die Tätigkeit der Qualitätssicherungsgruppe
- Publikation der laufenden Projekte
- Ausbildung einer 2. Gruppe unter Einbeziehung der Ärzte bis Herbst 1993, da die 1. Gruppe auf Grund von Schwangerschaften – Karenz und Austritt derzeit nur noch aus 6 Mitgliedern besteht.
- Zusammenlegung der Gruppen bis Frühjahr 1994.

Die Qualitätssicherungsgruppe des LKH-Rankweil (Valduna), welche die nachstehenden Projekte ausgearbeitet hat, setzt sich wie folgt zusammen:

Angela Korn	Leitung der Qualitätssicherungsgruppe Direktorin des Pflegedienstes des LKH-Rankweil seit 1. 10. 93 Leitung Pflegepersonal-Management bei der Vorarlberger Krankenhausbetriebsgesellschaft Projektleitung „Hausinterne Verlegungen“ (siehe 5.6.)
Werner Müller	Stationspfleger seit 1. 10. 93 Pflegedirektor des LKH-Rankweil Projektleitung „Aufnahmesituation von Akutpatienten“ (siehe 5.5.)
Andrea Reinthaler	Stationsschwester Projektleitung „Beschäftigung der Patienten auf einer Akutstation für Frauen“ (siehe 5.2.)
Norbert Schnetzer	Stationspfleger; seit 1. 10. 93 Oberpfleger Projektleitung „Beschäftigung der Patienten auf einer geronto-psychiatrischen Station“ (siehe 5.1.) und Ausarbeitung des Projektes „Informationsfluß unter den Mitarbeitern“ (siehe 5.4.)

Birgit Dorn	Dipl.-Psych. Krankenschwester (Mitarbeiterin von Herrn Müller) Projektleitung „Information der Patienten“ (siehe 5.3.)
Gerhard Hipp	Dipl.-Psych. Krankenpfleger Lehrpfleger

6.1. Projekt PF 1: Beschäftigung der Patienten auf einer geronto-psychiatrischen Station

Es handelt sich um eine offene, gemischte, geronto-psychiatrische Station mit 25 Betten.

Der Wunsch, sich mit dem Thema Betreuung und Beschäftigung von Patienten auseinanderzusetzen, entstand durch die Strukturänderung der Station und der dadurch entstandenen Überforderung der Mitarbeiter.

Durch die Veränderung des Klientels verlagerte sich von den sogenannten „schlechten" Patienten (Grundpflege), zu den sogenannten „besseren" Patienten, bei denen die psychiatrische Diagnose (Depression, beginnende Demenz, Wahn) und nicht die Grundpflege im Vordergrund stand.

Dieser Trend wurde noch durch eine abteilungsinterne Umstrukturierung verstärkt. Da zudem ein Umzug der Station notwendig war, wurde der Beginn des Projektes auf Herbst 1992 festgelegt.

Das von der Qualitätssicherungsgruppe des Hauses (LNKH) im Grobgerüst bereits vorbereitete Projekt wurde bei der Teamsitzung im Oktober den Mitarbeitern vorgestellt. Die Reaktionen waren durchwegs positiv. Vor allem die Aussicht, die Arbeit besser zu dokumentieren, fand großen Anklang. Einzig der Einwand „man würde das nur für die Vorgesetzten tun", mußte ausgeräumt werden.

Es wurde klargelegt, daß dieses Projekt für die Patienten und das Pflegepersonal der Station durchgeführt wird.

Die Projektgruppe wurde bei dieser Teamsitzung noch zusammengestellt. Bei der noch im selben Monat stattfindenden Sitzung der Projektgruppe wurde die Schritte der Qualitätssicherung wie folgt festgelegt:

1. Schritt: Problemformulierung

- Mangelnde Beschäftigung und Betreuung der Patienten

2. Schritt: Formulierung des allgemeinen Zieles

- Strukturierte Beschäftigung und Betreuung durch das Pflegepersonal.

3. Schritt: Diskussion (Problemanalyse) und Festlegen der Problemdefinition

- Betreuung und Beschäftigung der Patienten außerhalb der Grundpflege ist zu wenig strukturiert.
- Teilweise fehlendes Bewußtsein des Pflegepersonals, daß Beschäftigung Bestandteil der psychiatrischen Pflege ist.
- Fehlende Dokumentation über die qualitative Beschäftigung und Betreuung der Patienten.

4. Schritt: Zusammensetzung der Projektgruppe

- Stationsleiter = Projektleiter
- 1 Diplomkrankenschwester
- 1 Diplomkrankenpfleger
- 2 Pflegehelferinnen
- 1 Ergotherapiegehilfin

5. Schritt: Zielbeschreibung

Kriterien

- Dokumentation
- Beschäftigung, Betreuung (Wer, Wann, Wem, Wieviel, Was)
- Zufriedenheit der Patienten
- Tagesstruktur

Standards

- 80% der Patienten müssen zufrieden sein.
- Alle Aktivitäten werden dokumentiert.
- Das gesamte Team beteiligt sich.
- Jeder Patient muß mindestens eine Betreuungs- oder eine Beschäftigungseinheit pro Tag erhalten.

6. Schritt: Erhebungstechniken in der Qualtätssicherung (Methodik)

- Patientenfragebogen
- Monatsübersichtsblatt (Dokumentation)

Weiters wurde bei dieser ersten Sitzung, das bereits im Kardexsystem des Hauses befindliche Monatsübersichtsblatt, überarbeitet.

7. Schritt: Präsentation der Ergebnisse

Das konkrete Projekt und das überarbeitete Monatsübersichtsblatt wurde im November den Mitarbeitern vorgestellt. Alle Aktivitäten des Personals mit den Patienten sollten ab jetzt erfaßt werden.

Der Beginn wurde mit 1. 12. 1992 festgelegt.

8. Schritt: Problemlösung

Im Jänner 1993 gab es eine Sitzung der Projektgruppe bei der das Monatsübersichtsblatt inhaltlich und vom Format her leicht abgeändert wurde. Bei der Teamsitzung im Jänner wurde das Projekt von den Mitarbeitern positiv beurteilt.

Es wurde der Wunsch geäußert, die einzelnen Rubriken des Monatsübersichtsblattes genau zu erklären, damit klarer wird, welche Tätigkeiten in welche Spalten zu vermerken sind. Eine genaue Erklärung darüber erfolgte schon bei dieser Sitzung. (Z. B. Gespräche bei der Grundpflege gehören zur Grundpflege und müssen nicht gesondert dokumentiert werden.)

Bei der nächsten Sitzung der Projektgruppe wurde das Blatt mit „Bemerkungen zum Ausfüllen des Monatsübersichtblattes“ entworfen. Dabei wurde auch der Patientenfragebogen entwickelt.

9. Schritt: Überprüfung der Ergebisse

Im Februar kam es dann zur ersten Ist-Erhebung durch Auswertung der Dokumentation und durch Befragung der „befragbaren“ Patienten.

Von 25 Patienten waren 12 befragbar. Das waren mehr als wir erwartet hatten, und das Ergebnis war positiv.

Eine weitere Überraschung war, daß alle befragten Patienten, bis auf einen, mit der Betreuung am Wochenende zufrieden waren.

Dies hatten wir uns nicht erwartet, da am Wochenende die Personalbesetzung meist knapp ist (wenig Pflegepersonal, keine Ergotherapie).

Wir vermuteten, daß sich die Patienten mehr Beschäftigung gewünscht hätten.

Die Auswertung der Dokumentation zeigte auf, daß bei einzelnen Patienten die Versorgung nicht zufriedenstellend war.

So wurde jedoch aus einem „Es läuft nicht gut“ oder „Wir könnten mehr tun“ ein „Bei Frau B. haben wir hinsichtlich Beschäftigung etwas versäumt – Was können wir verbessern?“

Es zeigte sich, daß diese objektivierbare Kritik wesentlich leichter angenommen werden kann und zudem aufgezeigt wird, daß bei den anderen Patienten die Betreuung und Beschäftigung zufriedenstellend funktioniert.

10. Schritt: Manöverkritik

Bei der Teamsitzung im März, bei der auch die erste Auswertung der Dokumentation und das Ergebnis der Patientenbefragung präsentiert wurde, wurde auch das Projekt an sich zur Diskussion gestellt.

Dabei zeigte sich, daß auch die anfänglich kritischen Stimmen von den positiven Auswirkungen des Projekts überzeugt waren.

Das Projekt wurde als Aufwertung der eigenen Arbeit empfunden.

Durch dieses Qualitätssicherungsprojekt wurde die Betreuung und Beschäftigung der Patienten deutlich verbessert und die Zufriedenheit der Mitarbeiter gesteigert.

Zudem hat das Team jetzt ein taugliches Instrument in der Hand, um auf ein Nichterreichen der erarbeiteten Standards schnell reagieren zu können.

Weitere Vorgangsweise

Die Auswertung der Dokumentation und die Befragung wird monatlich durchgeführt und bei den mindestens zweimonatlich stattfindenden Teamsitzungen besprochen.

Aktivitätenbogen 1–16

Grundpflege	1	2	3	4	5	6	7	8	9	10	11	12	13	14	15	16
Behandlungspflege																
Selbsthilfe (Grundpfl.-Haushalt-Kochen-Einkauf)																
Sonst. Betreuung (Stimulierung, Aktivierung)																
Beschäftigung (versch. Werkstoffe – Stricken – Heimarbeit – etc.)																
Einzelgespräch																
Besuch																
Kirchenbesuch (K), **Stationsmesse** (M),																
Gruppe – Pfarrer (G)																
Gruppe																
Gemeinsame Aktivität (Feier, Grillparty)																
Ausflug																
Spiel/Sport/Theater/Schwimmen																
Musik/Tanz																
Beurlaubung																
Kaffeehausbesuch																
Spaziergang																
Garten																
Sonstiges (siehe Rapport)																

Name: Station: LNKH Valduna Jahr _______ Monat _______

Aktivitätenbogen 17–32

Grundpflege	17	18	19	20	21	22	23	24	25	26	27	28	29	30	31	32
Behandlungspflege																
Selbsthilfe (Grundpfl.-Haushalt-Kochen-Einkauf)																
Sonst. Betreuung (Stimulierung, Aktivierung)																
Beschäftigung (versch. Werkstoffe – Stricken – Heimarbeit – etc.)																
Einzelgespräch																
Besuch																
Kirchenbesuch (K), **Stationsmesse** (M),																
Gruppe – Pfarrer (G)																
Gruppe																
Gemeinsame Aktivität (Feier, Grillparty)																
Ausflug																
Spiel/Sport/Theater/Schwimmen																
Musik/Tanz																
Beurlaubung																
Kaffeehausbesuch																
Spaziergang																
Garten																
Sonstiges (siehe Rapport)																

Name: Station: LNKH Valduna Jahr ________ Monat _______

FRAGEBOGEN:

Qualitätssicherungsprojekt PF 1, Februar 1993

1. Hatten Sie allgemein ausreichend Gelegenheit, sich auf der Station zu beschäftigen?

O ja O meistens O manchmal O nein

Bemerkungen: ....

....

2. Wurden Sie dabei vom Personal ausreichend unterstützt?

O ja O meistens O manchmal O nein

Bemerkungen: ....

....

3. Waren Sie mit dem Angebot an Möglichkeiten (verschiedene Beschäftigungen, verschiedene Materialien) zufrieden?

O ja O meistens O manchmal O nein

Bemerkungen: ....

....

4. Sollte man die Möglichkeiten der Beschäftigung Wochenende verbessern?

O ja O meistens O manchmal O nein

Bemerkungen: ....

....

Datum: .... Name: ....

Befrager: ....

6.2. Projekt E 3: Beschäftigung der Patienten auf einer Akutstation

Das nachfolgende Projekt wurde auf einer psychiatrischen Akutstation für Frauen mit 20 Betten und 9 MitarbeiterInnen durchgeführt. Durchschnittlich sind 3 Tagdienste und 1 Nachtdienst eingeteilt. Die Aufenthaltsdauer der Patienten beträgt ca. 3 Wochen.

Es fiel den Mitarbeitern auf, daß zuwenig Konstanz in der Beschäftigung und Aktivierung der Patienten durch das Pflegepersonal gewährleistet war. Außerdem wurden immer öfters Unmutsäußerungen von Seiten der Patienten laut, wie z. B. „Niemand hat Zeit für mich", „Mir ist so langweilig". Aus diesen Gründen wurde dieses Projekt erarbeitet und durchgeführt.

Im folgenden wurde das Problem zuerst in der Qualitätssicherungsgruppe diskutiert und folgendes Projekt erarbeitet:

1. Schritt: Problemformulierung

- Langeweile auf Station

2. Schritt: Formulierung des allgemeinen Zieles

- Durch Aktivitäten die Langeweile teilweise überbrücken.

3. Schritt: Diskussion (Problemanalyse) und Festlegen der Problemdefinition

- Patienten haben zuwenig strukturierte Beschäftigung am Nachmittag

4. Schritt: Zusammensetzung der Projektgruppe

- Stationsleitung = Projektleitung
- 2 Diplomkrankenschwestern
- 1 Pflegehelferin

5. Schritt: Zielbeschreibung

Kriterien

- Gesellschaftsspiele
- Gesprächsrunden
- Spaziergänge
- Caféhausbesuche
- Handarbeiten

Standards

- Mitteilung der Aktivitäten mittels Plakat, welches auf der Station ausgehängt wird.
- Täglich muß eine Einteilung des Personals und der Patienten entweder für interne oder externe Betreuung stattfinden.
- Ein Mitarbeiter befragt von Mo–Fr um 13.45 Uhr die Patienten, welche am Nachmittag auf Station sind, über gewünschte Aktivitäten.
- Bis 14.00 Uhr Aktivitäten mit den Patienten festlegen.
- Beginn der Aktivitäten ab 14.00 Uhr – Ende 16.00 Uhr.

6. Schritt: Erhebungstechniken in der Qualitätssicherung (Methodik)

- mittels Aktivitätenblatt = Isterhebung
- Erhebung mittels Fragebogen:
  1. Wurden Sie von Montag bis Freitag auf Aktivitäten zwischen 14.00 Uhr und 16.00 Uhr aufmerksam gemacht?
  2. Wurden dabei ihre Wünsche berücksichtigt?
  3. Gab es ein Alternativprogramm für Sie?
  4. Wurden die Aktivitäten durchgeführt?

Durchführung der Erhebung

- wöchentlich, jeweils Freitag
- Vergleich Aktivitätenblatt – Fragebogen
- Dauer: 4 Wochen
- Befragt werden alle Patienten, welche nachmittags keine stationsexterne Therapie besuchen.

7. Schritt: Präsentation der Ergebnisse

Die Projektgruppe teilt das Ergebnis dem Team mit.

8. Schritt: Problemlösung

Ergibt sich aus o. g. Punkten.

9. Schritt: Überprüfung der Ergebnisse (Evaluation)

Alle 4 Wochen Kontrolle der Fragebögen und Vergleich mit dem Aktivitätenblatt durch die Projektgruppe, danach neues Festlegen des Zeitraumes.

Verlaufsbeschreibung

Bei der nächsten Teamsitzung wurde das Projekt den Mitarbeitern vorgestellt. Trotz anfänglichem Interesse wurde das Projekt mit der Begründung abgelehnt, es sei zu wenig Personal vorhanden, was objektiv jedoch nicht stimmte.

Die Qualitätssicherungsgruppe überlegte sich weitere Möglichkeiten zur Motivation des Teams, und folgende Vorgangsweisen wurden festgehalten.

- neuerliche Einberufung einer Teamsitzung
- nochmaliges Vorstellen des Projektes
- vermehrte Motivationsarbeit von Seiten der Stationsleitung

Im Rahmen dieser Teamsitzung wurde die Projektgruppe zusammengestellt, und es engagierten sich wieder die altbekannten, aktiven Schwestern der Station dafür.

Vor Projektbeginn erarbeiteten die Projektmitglieder das Info-Plakat (siehe Beilage), es wurde gut sichtbar für jeden Patienten auf der Station ausgehängt. In diesem Rahmen wurde auch der Fragebogen überarbeitet (siehe Beilage).

Schon nach kurzer Projektdauer wurde es vom gesamten Team positiv angenommen und kontinuierlich durchgeführt.

Mittlerweile hat es sich als Fixpunkt im Tagesablauf etabliert. Sowohl das tägliche Befragen der Patienten nach ihren Aktivierungswünschen, als auch das wöchentliche Ausfüllen des Fragebogens, wurde von den Patienten als persönliche Wertschätzung empfunden. Deshalb wurde das wöchentliche Ausfüllen des Fragebogens beibehalten.

Ein Jahr nach Beginn des Projektes kam es im Rahmen einer Umstruktuierung zur Öffnung der geschlossenen Station.

Dabei erwies sich das bestehende Qualitätssicherungsprojekt als große Hilfe, um die neue Situation zu bewältigen.

AKTIV INFO AKTIV INFO AKTIV INFO AKTIV INFO

AKTIV INFO

AKTIV INFO

FÜR PATIENTEN, DIE KEINE
→ THERAPIE BESUCHEN!
FREIZEITGESTALTUNG VON 14-16 UHR.

AUF DER STATION	AUßERHALB DER STATION
GESPRÄCHE	SPAZIERGÄNGE
DIVERSE SPIELE	CAFEHAUSBESUCH
MALEN	TISCHTENNIS
BASTELN	FEDERBALL

AKTIV INFO AKTIV INFO AKTIV INFO

AKTIV INFO AKTIV

FRAGEBOGEN

JA	NEIN	
☐	☐	Wurden Sie vom Personal täglich über Möglichkeiten der Freizeitgestaltung außerhalb und innerhalb der Station in der Zeit zwischen 14^{00} - 16^{00} aufmerksam gemacht ?
☐	☐	Wurden Ihre Wünsche im Rahmen des Angebotes berücksichtigt ?
☐	☐	Gab es für Sie, anstelle des angebotenen Programmes, andere Möglichkeiten der Beschäftigung ?
☐	☐	Wurde das angebotene Programm durchgeführt ?

Welchen Grund hatten Sie zur Nichtteilnahme ?

Name :

Datum :

Wir danken für die Mitarbeit TEAM E3

6.3. Projekt E 1: Information der Patienten

Das folgende praktische Beispiel wurde auf einer zu Beginn des Projektes noch geschlossenen, psychiatrischen Aufnahmestation für Akutpatienten (Frauen und Männer) durchgeführt. Die Station hat eine Bettenkapazität von 6 Frauen und 9 Männern, wobei durchschnittlich 5 Tagdienste und 3 Nachtdienste (inklusive Hauptnachtdienst) eingeteilt sind. Immer wieder wurde vom Personal festgestellt, daß Patienten nicht über den Stationsablauf, die Stationsordnung und über die Räumlichkeiten der Station informiert waren. Das Informationsdefizit war besonders bei jenen Patienten groß, die in der Nacht aufgenommen wurden und bei Patienten, die zum Aufnahmezeitpunkt aufgrund ihres Krankheitsbildes nicht in der Lage waren, diese Information aufzunehmen. Dieses Manko wurde uns immer wieder sehr deutlich dargelegt, da Patienten mehrmals am Tag an uns herantraten, um sich die fehlende Information zu holen. Da uns im Team bewußt wurde, daß wir diese Probleme ohne klare Vorgaben nicht ändern konnten, wurde in der Qualitätssicherungsgruppe folgendes Projekt erarbeitet:

1. Schritt: Problemformulieung

Mehrere PatientInnen sind
- der Stationsablauf
- die Stationsordnung und
- Die Räumlichkeiten der Station nicht bekannt.

2. Schritt: Formulierung des allgemeinen Zieles

Alle PatientInnen sollen
- über den Stationsablauf
- die Stationsordnung und
- über die Räumlichkeiten der Station

informiert werden.

3. Schritt: Diskussion (Problemanalyse) und Festlegen der Problemdefinition

Patienten, die bei der Aufnahme nicht sofort über die oben angeführten Punkte informiert werden können (Nachtauf-

nahmen, akute Krankheitsbilder), erhalten diese Information
- oft nicht
- nur mangelhaft
- zu spät.

4. Schritt: Zusammensetzung der Projektgruppe

- 1 Diplomkrankenschwester = Projektleitung (Mitglied der Qualitätssicherungsgruppe)
- 1 Stationsleitung (Mitglied der Qualitätssicherungsgruppe)
- 2 Diplomkrankenschwestern
- 2 Diplomkrankenpfleger

5. Schritt: Zielbeschreibung

Kriterien

- Informationsweitergabe des Personals
- Informationsgrad der PatientInnen

Standards

- Ein Exemplar der Stationsordnung wird auf der Informationswand für Patienten ausgehängt.

Zusätzlich erhält jeder Patient persönlich ein Exemplar.

- Direktaufnahmen und Verlegungen von anderen Stationen während des Tages werden sofort umfassend informiert.
- Direktaufnahmen und Verlegungen von anderen Stationen während der Nacht erhalten die Informationen spätestens bis Mittag des folgenden Tages.
- Nach erfolgter Information und Kontrolle, ob die Information verstanden wurde, wird in der Randspalte im Kardex blau vermerkt „Patient ist informiert", versehen mit Uhrzeit und Paraffe des Informanten.

Bei allen Patienten, die nicht sofort oder nicht ausreichend informiert werden können (Nacht- und Notaufnahmen), wird in der Randspalte im Kardex rot vermerkt „Patient ist nicht informiert". Zusätzlich wird er im Stationskalender vorgemerkt.

6. Schritt: Erhebungstechniken in der Qualitätssicherung (Methodik)

Ist-Zustand

- wird nicht erhoben.

Soll-Zustand

- wird einmal wöchentlich (jeweils Mittwoch) durch Dokumenten (Kardex-)sichtung und Patientenbefragung durch den Stationsverantwortlichen durchgeführt.

Fragebogen:

1. Wurden Sie über die Stationsordnung informiert? JA NEIN
2. Wurden Sie über den Stationsablauf informiert? JA NEIN
3. Wurden Sie über die Stationsräumlichkeiten informiert? JA NEIN

Darunter ist auf dem Fragebogen ein Raum für Bemerkungen vorgesehen.

7. Schritt: Präsentation der Ergebnisse

Im Rahmen einer Teamsitzung wurden alle Mitarbeiter über das Projekt informiert. Es kamen spontane Meldungen zur Mitarbeit in der Projektgruppe. Vom Pflegeteam waren nur positive Rückmeldungen zu verzeichnen.

Den meisten Mitarbeitern war es schon länger ein Anliegen, dieses Problem zu konkretisieren.

Zudem war es sehr hilfreich, daß bereits ein Qualitätssicherungsprojekt auf dieser Station einen positiven Verlauf genommen hatte.

8. Schritt: Problemlösung

- Der Projektbeginn wird für den 15. 3. 1993 festgelegt.

9. Schritt: Überprüfung der Ergebnisse

- Wöchentliche Kontrolle durch den Stationsverantwortlichen
- Besprechung über den Verlauf des Projektes im Team und in der Qualitätssicherungsgruppe am 19. 4. 1993
- Monatliche Besprechungen in der Projektgruppe

10. Schritt: Manöverkritik

Es hat sich herausgestellt, daß bereits am Tag nach der Teamsitzung das Projekt von den Mitarbeitern selbständig umgesetzt wurde, obwohl der Projektbeginn erst 14 Tage später terminisiert war.

Das Projekt lief 3 Wochen nach Vorgabe, bis von einzelnen Teammitgliedern der Vorschlag kam, die Standards zu vereinfachen. Folgende Änderungen wurden von der Projektgruppe vorgenommen:

- Die Eintragung im Kardex „Patient ist nicht informiert" wurde weggelassen und erst nach Information des Patienten der Vermerk „Patient ist über Stationsordnung informiert" im Kardex eingetragen.
- Das Vormerken im Stationskalender wurde beibehalten.

In den folgenden zwei Monaten wurde der Standard immer erreicht. Es erwies sich als hilfreich, daß in einem so großen Team, 6 Personen in die Projektgruppe miteinbezogen wurden und somit die Kontinuität gewährleistet war.

Es ist sehr wichtig, daß die Qualitätssicherungsprojekte und insbesondere die Standards regelmäßig in Erinnerung gerufen werden.

Auch im Rahmen der Öffnung und Umstrukturierung der Station, hat sich der bessere Informationsfluß zwischen Patienten und Personal bezahlt gemacht.

Es zeigte sich, daß dieses Projekt für alle Beteiligten keine Mehrarbeit bedeutete, sondern im Gegenteil eine Arbeitserleichterung darstellte.

Je besser die Information, desto besser die Zusammenarbeit zwischen Pflegepersonal und Patienten.

PATIENTENINFORMATION DER STATION E I

Diese schriftliche Patienteninformation soll Ihnen bei der Orientierung behilflich sein. Sie kann und soll jedoch das Gespräch mit dem Team der Station E I nicht ersetzen.

Grundsätzliches

Die Station **„E I“** ist eine
„Psychiatrische – Intensiv- und Betreuungs-Station“.

Aus medizinischen und therapeutischen Gründen sind deshalb einige Richtlinien zu beachten.

Wir werden uns bemühen, auf Ihre Wünsche soweit wie möglich einzugehen, andererseits erwarten wir jedoch, daß Sie sich verantwortungsbewußt verhalten. Verantwortung zu tragen heißt, unter anderem gewisse Pflichten zu bejahen; d. h. die Stationsregeln zu beachten und die allgemeinen Richtlinien zu befolgen.

Tagesauflauf und Fixzeiten

Wecken / Aufstehen:

- ca. 6.00 Uhr – Kontrolle der Vitalwerte (Blutdruck, Puls und Temperatur) und verordnete Blutabnahmen.
- Aufstehen (Mo–Fr) um ca. 6.30 (Sa/So) bis ca. 8.00.

Essenszeiten / Essen:

- Frühstück 7.15 / Mittag 11.30 / Abend 16.30
- Wünsche zu Ihrem Essen (Menge, Diätvorschriften) bitten wir Sie, mit dem Personal zu besprechen.

Visite:

- Montag bis Freitag 8.15–8.45 Uhr
- Zur Visite bitten wir Sie, sich in der Nähe Ihres Bettes aufzuhalten. Bei der Visite haben Sie die Möglichkeit, mit Ihrem Arzt Gesprächstermine zu vereinbaren.

Besuchszeiten:

- Montag bis Freitag 16.00–20.00 Uhr
- Samstag/Sonntag 13.00–20.00 Uhr
- Kinder unter 12 Jahren bitten wir nur nach Absprache mit dem Arzt oder dem Pflegepersonal mitzubringen.
- Ihre Besuche bitten wir Sie aus Rücksicht auf Ihre Mitpatienten im Aufenthaltsraum bzw. Speisesaal zu empfangen.

Therapiezeiten:

- Montag bis Freitag 8.15–10.30 und 13.30–16.00

Fernsehzeit:

- Täglich von 17.00–22.00

Stationsruhezeit:

- Täglich von 18.00–8.00
- Wenn Sie in dieser Zeit die Station noch verlassen wollen, melden Sie sich bitte beim Pflegepersonal.
- Nachtruhe 22.00–06.00

Allgemeine Richtlinien und Informationen

Aktivitäten / Freizeitgestaltung:

- Fragen Sie beim Personal nach, welche Möglichkeiten wir Ihnen bieten können bzw. beachten Sie unsere Anschlagtafel und den Anhang (Seite 4 – Patienteninformation).
- Ihre Vorschläge und Eigenaktivitäten zur Freizeitgestaltung sind erwünscht und werden nach Möglichkeit auch gefördert.

Ausgänge / Spaziergänge / Kaffeebesuche:

- Wenn Sie die Station für oben erwähnte Aktivitäten alleine oder mit

Ihren Angehörigen verlassen, bitten wir Sie, sich abzumelden.
- Sollten Sie sich diese Aktivitäten nicht alleine zutrauen, dann wenden Sie sich bitte an das Pflegepersonal, es wird Ihnen behilflich sein.

Die oben angeführten Aktivitäten sollten Sie nur außerhalb der offiziellen Therapiezeiten durchführen.

Privatsachen / Privatkleider:

- Im Stationsbereich der Station E I bitten wir Sie, nach Möglichkeit Ihre Privatkleider auf
- Hausschuhe, Unterwäsche, Nachtkleidung, Jogging- und Freizeitbekleidung zu beschränken.
- Ihre anderen mitgebrachten Kleider und Gegenstände werden wir nach Absprache für die Dauer Ihres Aufenthaltes auf E I in einem eigenen Kasten für Sie deponieren.

Medikamente / Drogen / Alkohol:

- Der Besitz und das Einnehmen von Drogen bzw. nicht verordneten Medikamenten und Alkohol ist verboten. (Die Einnahme von Red Bull und alkoholfreiem Bier ist ebenfalls nicht erlaubt.)
- Sprechen Sie bei Unklarheiten mit Ihrem Arzt über Ihre Medikation.
- Wenn Sie zur Behandlung einer (Drogen-) Suchtkrankheit hier sind, beachten Sie die besonderen Regelungen.

Genußmittel:

- Um einen ruhigen, erholsamen Schlaf zu gewährleisten, bitten wir Sie ab 16.00 Uhr keinen Kaffee und kein Cola mehr zu trinken. Da eine Unverträglichkeit mit manchen Medikamenten bestehen kann, bitten wir Sie mit Ihrem Arzt darüber zu sprechen.

Rauchen:

- Rauchen ist nur im Fernsehraum erlaubt. Ansonsten besteht Rauchverbot auf der Station.

Kiosk / Einkäufe:

- Der Kiosk am LKH ist von Montag bis Freitag täglich von 12.30–17.00 und Samstag / Sonntag und feiertags jeweils von 13.15–16.00 geöffnet.

- Wenn es Ihnen aus medizinischen oder therapeutischen Gründen nicht möglich ist, Ihre Einkäufe selber zu erledigen, haben Sie die Möglichkeit, diverse Artikel zu bestellen. Allfällige Einkäufe werden wir Ihnen von Ihrer Karteikarte abbuchen.

Telefonate:

- Auf Station befindet sich ein Telefonautomat. Wertkarten erhalten Sie über das Pflegepersonal. Unter der Telefonnummer 05522/45 399 können Sie auch angerufen werden.
- Wir bitten Sie, dies auf die Zeit von 9.00–20.00 Uhr zu legen, damit für Ihre Mitpatienten die Nachtruhe gewährleistet ist.

Stationskassa / Wertsachendepot:

- Sie werden dringend gebeten, Ihr Geld und Ihre Wertsachen während des stationären Aufenthaltes auf unserer Abteilung in der Stationskasse bzw. im Wertsachendepot aufbewahren zu lassen.
- Beträge über S 1000,– werden wir für Sie bei der Hypobank im Haus deponieren.
- Für Wertsachen und Geldbeträge, die nicht deponiert werden können, kann das LKH keine Haftung übernehmen.

Sozialdienst:

- Mitarbeiterinnen des Sozialdienstes begleiten die Visite. Sie helfen Ihnen bei beruflichen und sozialen Problemen.

Seelsorge:

- Wenn sie mit einem Seelsorger sprechen wollen, können Sie sich an das Pflegepersonal wenden. Unsere Mitarbeiter werden Ihnen den Seelsorger rufen.

Patientenanwaltschaft:

- Für rechtliche Fragen stehen Ihnen im LKH die Patientenanwälte des Instituts für Sozialdienste von Montag bis Freitag von 8.00– 17.00 Uhr zur Verfügung.
- Sie können diese über unsere Mitarbeiter oder direkt unter der Tel.-Nr. 41 565–543 zu sich bitten.

Für Fragen, Wünsche und Beschwerden steht Ihnen das Stationsteam jederzeit gerne zur Verfügung.

Café:	Montag geschlossen	
	Dienstag	14.30–19.00
	Mittwoch	13.30–18.00
	Donnerstag	14.30–19.00
	Freitg	13.30–17.00
	Samstag	14.15–17.00
	Sonntag	14.15–17.00
	Im Café ist ein Billardtisch und ein Tischfußballspiel.	
Hypobank:	Montag bis Freitag	12.30–17.00
	und	13.30–16.00
Kiosk:	Montag, Mittwoch,	
	Donnerstag, Freitag	12.30–17.00
	Samstag, Sonntag	
	und Feiertag	13.15–16.00
	Dienstag	geschlossen
Bücherei:	Montag, Mittwoch,	
	Freitag	8.00–11.00
	Dienstag, Donnerstag	14.00–17.00
Turnen:	Montag und	
	Donnerstag	18.30–19.30
Schwimmen:	Montag	14.30–15.30
	Mittwoch	13.30–14.30
Freies Malen:	Jeweils Montag in der Ergotherapie ab 13.00 Uhr	
Kochgruppe:	Mittwoch Vormittag in der Ergotherapie (Zuerst Rücksprache mit der Ergotherapie notwendig)	
Friseur:	Montag bis Freitag	7.30–16.00

Gottesdienste:	Sonn- und Feiertag	
	Heilige Messe	9.30
	Dienstag und Donnerstag	
	Heilige Messe	18.00
	Donnerstag	
	(Wortgottesdienst)	18.00
	Mittwoch	
	(Rosenkranz)	18.00
	Freitag (Beichtgelegenheit i. d. Kirche)	16.30–17.45
Arbeitstherapie:	Montag bis Freitag	8.00–10.30
	und	
13.00–16.00		
Ergotherapie:	Montag bis Freitag	8.00–10.30
	und	13.00–16.00
Physikotherapie:	Montag bis Freitag	8.00–11.00
	und	13.00–16.00
Symptomspez. Gruppe:	Gruppe für Alkoholkranke	
	Montag und Donnerstag	
	im Café	9.45

Sollten Sie sich für die eine oder andere Freizeitmöglichkeit bzw. Aktivität im LNKH interessieren, wenden Sie sich bitte an die Mitarbeiter auf den Stationen. Für Ergo-Arbeits- und Physikotherapie benötigen Sie eine ärztliche Zuweisung.

6.4. Projekt O2: Information unter den Mitarbeitern

Dieses Projekt wurde auf einer allgemeinpsychiatrischen 20-Betten-Station durchgeführt, deren Arbeitsschwerpunkt auf der Rehabilitation von Schädelhirntraumatikern liegt.

Da es auf dieser Station immer wieder zu Mängeln in der Informationsweitergabe kam, wurde vom Dipl.-Pfleger, der sich in der Qualitätssicherungsgruppe des Hauses befand, dieses Projekt angeregt.

1. Schritt: Problemformulierung

- Das Pflegeteam hat den Eindruck, daß die Patienten bzw. deren Angehörige unzufrieden sind, was den Informationsstand des Pflegepersonals anlangt.
- Die Mitglieder des Pflegeteams sind unzufrieden, wenn sie von Patienten oder Angehörigen um Auskunft gefragt werden und sie keine geben können.
- Mangelhafte schriftliche Dokumentation.

2. Schritt: Formulierung des allgemeinen Zieles

- Ausreichender Informationsstand des diensthabenden Pflegepersonals.
- Ausreichende schriftliche Dokumentation.
- Die Patienten und deren Angehörige sollten besser informiert werden können.

3. Schritt: Diskussion (Problemanalyse) und Festlegen der Problemdefinition

- Fehler bei der Informationsweitergabe
- Mangelhafte Informationsweitergabe
- „chaotisches Zettelwerk“
- dadurch Fehler bei der Patientenbetreuung
- unzufriedene
  - Patienten
  - Angehörige
  - Mitarbeiter

4. Schritt: Projektgruppe

- Dipl.-Pfleger der hausinternen Qualitätssicherungsgruppe als Projektleiter
- Stationsleiter
- Pflegehelferin

Das Team entschloß sich, dieses Projekt mit so wenig Personen als möglich zu bearbeiten.

5. Schritt: Zielbeschreibung

Kriterien:

- Mündliche Informationsweitergabe
- Schriftliche Informationsweitergabe (Dokumentation)

Standards:

- Jede wichtige Information wird an die richtige Stelle weitergegeben (mündlich bzw. schriftlich). D. h. zumindest einer vom diensthabenden Pflegeteam muß Bescheid wissen.
- Eine mangelhafte bzw. fehlende Informationsweitergabe mit nachfolgender Nachbesprechung pro Woche ist noch im Standard.

6. Schritt: Erhebungstechniken

Ist-Erhebung:

Zuerst mußte eine Ist-Erhebung durchgeführt werden, um die Art der bisherigen Informationsweitergabe zu sichten. Dabei wurden folgende Informationsträger ermittelt.

1. Mündliche Informationsweitergaben:

- Übergabe am Morgen (Nachtdienst – Pflegeteam)
- Übergabe Stützpunkt – Arzt und Pflegeteam
- Übergabe Stützpunkt (Stationspfleger) – Dipl.-Pflegepersonal
- Übergabe Dipl-Pflegepersonal – Nachtdienst

2. Schriftliche Informationsweitergabe:

- Kardex:
  Blatt auf dem Vitalwerte, Medikamente, Komplikationen, Erledigungen, Kontrollen, Körpermaße eingetragen werden.

- Rapportblatt:
  Besonderheiten werden täglich eingetragen.
- Blatt für Pflegeplanung:
  Wird wöchentlich bei allen Patienten durchgegangen. Notwendige Änderungen werden sofort eingetragen.
- Therapie-Besprechungen (Neuropsychologie, Physiotherapie, Ergotherapie, Logopädie). Neuigkeiten werden grün auf dem Rapportblatt eingetragen.
- Arbeitstherapiebesprechungen wurden nur sporadisch durchgeführt.
- Stehkalender für Termine (Transporte, Untersuchungen, zu erledigende Dinge, Termine)
- Stehkalender für Wochenendausgänge und Patientenurlaube.
- Stehkalender für Labor (Nachtdienst muß an Hand dieses Kalenders das Labor herrichten)
- Stecktafel oder Bürotisch (Patientennamen, Therapien, Therapiepläne, diverse Zettel)
- Korktafel über Schreibmaschinentisch (diverse Informationsblätter fürs Pflegepersonal, Arzt und Sozialdienste)
- Korktafel im Arbeitsraum für Labor-Informationen.
- Verschiedene Listen im Arbeitsraum über dem Notfallwagen (Nachtdiensttätigkeiten, O2-Gerät-Kontrollen, Kaffeemaschine entkalken, Medikamentenablaufkontrolle, Rollstuhlbatterien – Kontrolle).

Daraus ergaben sich sofort folgende Änderungen:

Entfernt wurde jetzt der Laborkalender, der Patientenausgangskalender, die chaotische Zettelwirtschaft auf dem Schreibtisch und an der Stecktafel über dem Schreibtisch.

Stattdessen wurde ein Bürobuch angelegt, in das noch zu erledigende Dinge, Informationen an den Arzt, an das Pflegeteam, an den Nachtdienst; Termine, Ausgänge und Urlaube der Patienten und zu erledigende Laborsachen eingetragen werden, sowie sonstige kurzfristige Vereinbarungen, Gespräche und Telefonate aufgezeichnet werden können.

Weiters wurde ein Nachschlagwerk eingerichtet, in das laufend organisatorische Informationen eingetragen und auch laufend geändert werden.

Stützpunkt bzw. Büro:

Derjenige, der den Stützpunkt übernimmt, muß sich umfassend informieren (durch mündliche Übergabe und durch Nachlesen); Delegation; nach der Nachtdienstübergabe sollte täglich eine Kardex-Besprechung nur für das Pflegeteam durchgeführt werden.

Stützpunktleiter macht die Übergabe an den Stationsarzt und informiert das Pflegeteam über Neuigkeiten seitens des Arztes.

Rapporte:

Besonderheiten werden wie bisher täglich rapportiert. Zusammenfassende Rapporte von jedem Patienten werden in regelmäßigen Abständen (mindestens 1 x wöchentlich) vom Pflegeteam geschrieben.

Zur Erhebung weiterer Weitergabefehler wurde eine Liste entworfen (liegt in der Qualitätssicherungsmappe der Station), in die jeder vom Pflegeteam einen allfälligen Informationsweitergabefehler eintragen sollte und der Betroffene aufgefordert wird, der Ursache nachzugehen und die Fehlerquelle auszuschalten.

Sonst wurden keine Änderungen vorgenommen (Ist-Stand blieb größtenteils bestehen).

Auf die Erhebung früherer mangelhafter Weitergaben wurde verzichtet, da die Fehlerquelle durch die geringe schriftliche Dokumentation (chaotisches Zettelwerk bzw. überhaupt nicht notiert) nicht mehr eruierbar ist.

7. Schritt: Präsentation (bei der Teamsitzung am 1. 4. 1992)

Bemerkungen zu diesem Projekt:

Cirka eine Woche vor dieser Teamsitzung wurden sämtliche Unterlagen, die bei den Qualitätssicherungsseminaren vorlagen, kopiert und jedem einzelnen vom Pflegeteam von 02 zum Einlesen zur Verfügung gestellt.

Allgemein kann man sagen, daß keine Ablehnung, jedoch eine gewisse Skepsis zu spüren war.

Dann wurde dieses Projekt von der Projektgruppe vorgestellt und mit den übrigen Teammitgliedern besprochen.

8. Schritt: Problemlösung

Mehr schriftliche Dokumentation (einmalig und am rechten Platz dokumentieren – Abschaffung der Zettelwirtschaft soweit als möglich)

Hilfsmittel:

- Ausreichende mündliche Übergaben.
- Ausreichende Dokumentation im Kardex, Büro Buch, Nachschlagwerk,
- Stecktafel, Stehkalender beim Schreibtisch.

9. Schritt: Überprüfung der Ergebnisse (Evaluation)

Immer wenn der Projektleiter im Dienst ist (das ist im Normalfall an ca. 50% der Tage der Fall) kontrolliert er die neue Liste, in der Informationsweitergabefehler eingetragen werden. Er hält fest, ob der Standard (siehe Punkt 5) erreicht wurde.

Ist der Projektleiter nicht anwesend, übernehmen dies die anderen Mitglieder der Projektgruppe.

Wird von jemandem des Pflegeteams ein Informationsweitergabefehler festgestellt, so muß er noch am selben Tag zusammen mit den übrigen Mitarbeitern des Pflegeteams versuchen, die Ursache für diesen Fehler herauszufinden und sich dementsprechende Maßnahmen überlegen.

Wird der Standard über vier Wochen nicht erreicht, so muß die Projektgruppe wieder zusammenkommen und neue Maßnahmen erarbeiten oder den Standard überprüfen.

Dieses Projekt läuft seit der 16. Woche 1992 und wird voraussichtlich 1 Jahr lang wöchentlich überprüft.

10. Schritt: Manöverkritik

Im Laufe der Zeit zeigte sich, daß die Unterstützung des Stationsleiters nicht in dem Maße vorhanden war, wie dies für das Fortkommen des Projekts notwendig gewesen wäre.

So war er nicht bereit, Sitzungen der Projektgruppe einzuberufen. Auch notwendige Teamsitzungen wurden nicht abgehalten. Zudem wurden andere anstehende Probleme zuwenig bearbeitet.

Diese Umstände führten schließlich dazu, daß Mängel in der Informationsweitergabe nicht mehr regelmäßig notiert wurden, da außer dem Projektleiter niemand bereit war, sich um die Fortführung des Projektes zu kümmern.

Mitbedingt durch die Personalsituation in der Urlaubszeit kam es schließlich soweit, daß keine Eintragungen mehr gemacht wurden (letzte Eintragung 5. 8. 92).

Obwohl nach Absprache mit der Leitung der hausinternen Qualitätssicherungsgruppe, der Stationsleiter die Projektleitung übernommen hat und es zu insgesamt 3 Aussprachen kam, war es nicht mehr möglich, das Projekt „weiterzubeleben".

Die Verbesserungen im Dokumentationssystem wurden jedoch beibehalten.

Dieses Beispiel zeigt deutlich, daß eine engagierte Einzelleistung nicht ausreicht, ein Projekt über längere Zeit durchzuführen (siehe Kapitel: Voraussetzungen zur Realisierung).

6.5. Projekt E 1: Aufnahmesituation von Akut-patienten

Das folgende interdisziplinäre Projekt wurde auf der geschlossenen, gemischten, akutpsychiatrischen Aufnahmestation durchgeführt. Die Station ist für 15 Patienten eingerichtet, die von durchschnittlich 5 Tagdiensten und 3 Nachtdiensten betreut werden. Die ärztliche Versorgung ist durch den Oberarzt, einen Assistenzarzt und durch Turnusärzte gewährleistet.

Um dieses Projekt besser verstehen zu können, möchten wir kurz die Aufteilung unseres Hauses schildern. Sie bestand:

- aus einem Akutbereich mit 3 geschlossenen und 5 offenen Abteilungen;
- eine Schwerstkrankenstation für Patienten mit Schädelhirntrauma;
- einem Langzeitbereich für geriatrische und allgemeinpsychiatrische Patienten, mit geschlossenen und offenen Bereichen;
- zwei Abteilungen für Neurologie.

Die Aufnahmesituation lief folgendermaßen ab:

- alle Patienten jeden Alters mußten die Aufnahmestation E 1 „durchlaufen"; (außer den Patienten für die Schwerstkrankenstation)
- in einem geschlossenen Stationsbereich z. T. sehr lange auf den Aufnahmearzt warten
- und sie kamen dabei häufig mit schwerst psychisch Kranken in Kontakt, da kein dafür vorgesehener Raum zur Verfügung stand.

Diese Situation mißfiel sowohl dem Personal als auch den Patienten und deren Angehörigen. In der Qualitätssicherungsgruppe wurde dieses Problem eingehend diskutiert und nachstehendes Projekt erarbeitet:

1. Schritt: Problemformulierung

- Aufnahmesituation ist für die Patienten schwierig und unbefriedigend.

2. Schritt: Formulierung des allgemeinen Zieles

- Verbesserung der Aufnahmesituation auf der Station E 1.

3. Schritt: Diskussion (Problemanalyse) und Festlegen der Problemdefinition

- zu langes Warten auf den Aufnahmearzt
- in einem geschlossenen Bereich
- das Zusammentreffen mit z. T. schwerst psychisch Kranken vor der Aufnahme.

4. Schritt: Zusammensetzung der Projektgruppe

- Stationsleitung = Projektleitung (Mitglied der Qualitätssicherungsgruppe)
- 2 Diplomkrankenschwestern (1 Mitglied der QS-Gruppe)
- 1 Diplomkrankenpfleger
- zuständiger Oberarzt
- Stationsarzt

5. Schritt: Zielbeschreibung

Kriterien

- Aufnahmezimmer und Wartebereich
- Wartezeit auf Station
- Dokumentation

Standards

- Aufnahme aller Patienten über den Wartebereich außerhalb der Station.
  Ausgenommen sind Akutaufnahme, forensische Patienten und Nachtaufnahmen.
- Das Erstgespräch zwischen Arzt und Patient findet im Aufnahmezimmer statt.
- Eintragung jeder Aufnahme in das Aufnahmeheft.
- Sofortige Verständigung des Aufnahmearztes durch das Pflegepersonal.
- Unverzüglicher Erstkontakt mit dem Patienten durch den Aufnahmearzt.

6. Schritt: Erhebungstechniken

Ist-Zustand

- wurde nicht erhoben.

Soll-Zustand

- Nachstehende Daten wurden für ein spezielles Aufnahmeheft bei einer gemeinsamen Sitzung erarbeitet.

Diese mußten von allen MitarbeiterInnen bei jeder Aufnahme erfaßt werden!

Kriterien zur Erfassung aller Aufnahmen im LKH:

Seite 1:

lfd. Nr.	Datum	Zeit	Name des / der Patienten	Verständigter Arzt (Name)	verständigt um (Zeit)	Schw.-Pfleger

Seite 2:

Aufnahmearzt Name	Aufnahme um (Zeit)	Auf Station	Aufnahmezimmer Ja / nein	Bemerkungen Besonderheiten

7. Schritt: Präsentation der Ergebnisse

Am 13. 5. 1992 wurde das gesamte Team, einschließlich Oberarzt und Stationsarzt, verpflichtend zu einem Informationsabend geladen.

Es kamen sehr positive Reaktionen von Seiten der Mitarbeiter. Nur einzelne Bedenken in Richtung Zusammenarbeit mit den Ärzten wurden geäußert.

Während dieser Sitzung wurden konkrete Fallbeispiele durchgesprochen. Die meisten Fragen warf dabei das Thema auf:

„Ab wann ist ein Patient als Akutaufnahme zu betrachten und somit vom Standard ausgenommen?“

8. Schritt: Problemlösung

Von der Pflegedienstleitung wurde der Chefarzt und der Abteilungsleiter über dieses Projekt informiert.

Anschließend wurde von der Pflegedienstleitung und der Projektleitung der zuständige Oberarzt und der Stationsarzt ausführlich über die geplante Vorgangsweise unterrichtet.

- Beginn des Projektes am 1. 6. 1992.
- Ab diesem Zeitpunkt ist das Aufnahmeheft zu führen.

9. Schritt: Überprüfung der Ergebnisse (Evaluation)

- Monatliche Zusammenkunft der Projektgruppe, mit Sichtung des Aufnahmeheftes.
- Bei wesentlicher Abweichung des Standards, sofortige Information an den Oberarzt.

10. Schritt: Manöverkritik

Über ein halbes Jahr monatliche Besprechungen mit dem ganzen Team, im Rahmen der regelmäßig stattfindenden Teamsitzungen. Bei diesen Besprechungen konnten die auftretenden Probleme erörtert und zum Teil nach Absprache mit übergeordneten Stellen abgeklärt werden.

Weiterer Verlauf:

Zuerst wurde das Aufnahmezimmer außerhalb der Station installiert. Das Aufnahmeheft wurde von Anfang an vom Pflegeteam gut angenommen und korrekt ausgefüllt. Die größten Unsicherheiten entstanden bei der Entscheidung: „Wo wartet der Patient auf den Aufnahmearzt?“

Anfangs tendierte das Pflegepersonal häufig dazu, den Patient lieber im geschlossenen Stationsbereich, als im unbetreuten Wartebereich warten zu lassen. Bei der Einschätzung dieser Situation wurde das Personal immer selbstsicherer, und es war von Woche zu Woche eine Verbesserung sichtbar.

Dies führte schließlich dazu, daß der Standard folgendermaßen geändert wurde:

- Nachtaufnahmen werden ebenso gehandhabt wie Tagaufnahmen.

Als das größere Problem stellte sich das Informationsdefizit unter den Ärzten heraus. Obwohl der zuständige Oberarzt des Projektes die Information weitergab, dauerte es Monate bis das Aufnahmezimmer von allen Aufnahmeärzten benutzt wurde.

Außerdem fühlten sie sich aufgrund der Eintragungen im Aufnahmeheft vom Pflegepersonal zu sehr kontrolliert. Trotzdem (oder vielleicht gerade deshalb!) wurden die Wartezeiten der Patienten immer kürzer.

In der Projektgruppe wurde monatlich der Verlauf des Projektes besprochen und zugleich das Aufnahmeheft gesichtet. Daraus ging hervor, welche Patienten weiterhin im geschlossenen Bereich warten mußten. Dies wurde in den anschließenden Teamsitzungen im Detail nachbesprochen.

Da die Aufnahmesituation nach einem halben Jahr dem Standard entsprach, wurde das Aufnahmeheft nicht mehr weitergeführt.

Grobe Unregelmäßigkeiten werden jedoch weiterhin in einem Protokoll festgehalten und mit den verantwortlichen Personen besprochen.

Allen Mitarbeitern wurde bewußt, daß diese Situation nur durch ein derartiges, kontrollierbares Projekt, in so kurzer Zeit sinnvoll geändert werden konnte.

6.6. Projekt LKH: Hausinterne Verlegungen

Vorgeschichte:

Im Zusammenhang mit den Patientenverlegungen kam es im psychiatrischen Bereich des LKH immer wieder zu Mißstimmungen und Unzufriedenheiten beim Pflegepersonal. Dies betraf nicht nur die Verlegungen von einer Abteilung in die andere, sondern auch Verlegungen innerhalb einer Abteilung. Für einige Patienten hatte dies gravierende Auswirkungen wie z. B.:

- verlegbare Patienten konnten nicht verlegt werden
- chronische Patienten blieben zu lange im Akutbereich
- Patienten kamen nicht auf die für ihr Krankheitsbild vorgesehene Station oder
- mußten mehrere Stationen „durchlaufen".

Im Juni 1992 wurde dieses Thema in der Qualitätssicherungsgruppe des LKH angesprochen. Nach kurzer Diskussion ist nachstehendes Projekt erarbeitet worden:

1. Schritt: Problemformulierung

Haufenweise Probleme und Mißverständnisse beim Pflegepersonal bei Patientenverlegungen.

2. Schritt: Formulierung des allgemeinen Zieles

Bessere Kooperation bei Verlegungen.

3. Schritt: Diskussion (Problemanalyse) und Festlegen der Problemdefinition

Informationsmangel des Pflegepersonals über die Bettenkapazität und die Patientenstruktur auf den Stationen.

4. Schritt: Zusammensetzung der Projektgruppe

Qualitätssicherungsgruppe des LKH-Rankweil, wobei die Projektleitung zugleich die Pflegeleitung ist.

5. Schritt: Zielbeschreibung

Kriterien

- Bettenauslastung
- Patientenstruktur
- Personalsituation
- Verlegungen allgemein

Standards

- Jede Station wird täglich bis 10.00 Uhr über belegbare und reservierte Betten informiert. Es dürfen nur vom Arzt reservierte Betten gemeldet werden.
- Tägliche Information durch ein bestimmtes Symbol über Belastungssituationen.
- Wöchentliche Besprechung der Stationsleitungen oder deren Vertretungen im Beisein der beiden Oberpfleger. Jeden Mittwoch von 13.30 Uhr bis 14.00 Uhr.
- Sofortige telefonische Rücksprache zwischen den Stationen bei Unklarheiten und/oder Problemen.

6. Schritt: Erhebungstechniken

- Bettenbelegungsformular:

7. Schritt: Präsentation der Ergebnisse

Die nächste Stationsleitungsbesprechung wurde terminisiert. Dabei wurden alle Stationsleitungen und die beiden Oberpfleger durch die Pflegeleitung, die zugleich Projektleitung ist, über das erarbeitete Projekt informiert.

8. Schritt: Problemlösung

- Projektbeginn: 1. 8. 1992
- Dauer vorerst bis 31. 12. 1992

9. Schritt: Überprüfung der Ergebnisse

- bei den wöchentlichen Besprechungen
- bei den Seminaren der Qualitätssicherungsgruppe

10. Schritt: Manöverkritik

- Beim Septemberseminar der Qualitätssicherungsgruppe.

Weiterer Verlauf des Projektes:

Im August wurden die zuständigen Oberpfleger über das geplante Projekt und die Vorgangsweise ausführlich informiert. Bei der nächsten Stationsleitungsbesprechung wurde als Tagungspunkt das Projekt vorgestellt.

Bei der dabei entstandenen Diskussion entwickelte sich der Wunsch nach einem pflegerischen Verlegungsprotokoll, da sehr häufig ungenaue oder falsche Informationen über den Zustand des Patienten erfolgten.

Eine Arbeitsgruppe, bestehend aus Mitarbeitern des akuten und chronischen Bereiches, sowie der Qualitätssicherungsgruppe erarbeiteten diesen Bogen, der nach einer Probezeit und weiteren Verbesserungen gedruckt wurde. Somit entstand ein neuer Qualitätssicherungsstandard:

- Bei jeder Verlegung muß ein hausinterner Verlegungsrapport mitgeliefert werden.

Bei dem Treffen der Qualitätssicherungsgruppe im September, konnte eine Verbesserung bei den Verlegungen festgestellt werden. Es wurde beschlossen, das Projekt bis Dezember unverändert zu belassen.

Im Januar wurde mit den Stationsleitungen der bisherige Verlauf, Erfolg und die Verbesserungsvorschläge erörtert. Hauptdiskussionspunkt war die Frequenz der Verlegungsbesprechung. Es wurde sich darauf geeinigt, den bisherigen Modus beizubehalten.

Bei der nächsten Sitzung der Qualitätssicherungsgruppe im April wurde die Einhaltung der Standards überprüft. Dabei mußte festgestellt werden, daß sich bei einigen Stationsleitungen eine nicht zu akzeptierende Lässigkeit entwickelt hatte. Dies zeigte sich in

- nicht informierte Vertretungen schicken, bei eigener Anwesenheit im Dienst
- Zuspätkommen bis zu 20 Minuten
- unentschuldigtem Fernbleiben.

Zudem wurde festgestellt, daß die Spalte über besondere Belastungen häufig mißverständlich oder mißbräuchlich ausgefüllt wurde.

Durch die Öffnung der geschlossenen Stationen, wurde eine Modifizierung des täglichen Bogens erforderlich. Anschließend wurde folgende Vorgangsweise festgelegt:

Bei der nächsten Stationsleitungsbesprechung am 21. 4. 1993 werden von der Pflegedienstleitung folgende Punkte erneut und mit Nachdruck besprochen:

- Wichtigkeit des Projektes für die Zusammenarbeit und die Berufsgruppe hervorheben.
- Neue Bögen vorstellen und den geeigneten auswählen lassen. Gegebenenfalls Änderungswünsche der Stationsleitungen miteinbeziehen.
- Nochmaliger Hinweis auf die Standards, insbesondere der Teilnahme aller Stationsleitungen. Vertretung nur bei Abwesenheit.
- Probleme bei Verlegungen mit dem ärztlichen Bereich werden protokolliert und durch die Pflegedienstleitung mit dem zuständigen Primar besprochen. Über dieses Gespräch erfolgt ein Gesprächsprotokoll.
- Außerdem werden die Namen der anwesenden Stationen, die Gründe für das Fernbleiben und das Zuspätkommen protokolliert.
- Die wöchentlichen Verlegungsbesprechungen werden bis Ende 1993 beibehalten.
- Die Pflegedienstleitung hat für diese Besprechungen eine Vertretung benannt. Hierbei handelt es sich um ein Mitglied der Qualitätssicherungsgruppe. Die Vertretung ist nach Möglichkeit immer bei den Sitzungen anwesend.

Die Aussprache bei der vereinbarten Stationsbesprechung brachte eine Klärung der weiteren Vorgangsweise und wurde von allen Leitungen positiv aufgenommen.

Im Verlauf der darauffolgenden Sitzungen mußte festgestellt werden, daß die meisten der aufgetretenen Probleme den ärztlichen Bereich betreffen oder ihn involvieren.

Die Stationsleitungen befürworteten einstimmig den Vorschlag, Fachärzte aus beiden Abteilungen in die Mittwochbesprechungen einzubinden.

Daraufhin folgte eine Besprechung der Projektleitung mit den zuständigen Abteilungsleitern.

Seit Mitte Juni 1993 nehmen nun pro Abteilung der Psychiatrie jeweils 1 Facharzt an diesen Sitzungen teil.

Sämtliche Probleme werden weiterhin protokolliert. Die Protokolle werden unabhängig der Themen den Abteilungsleitern zur Verfügumg gestellt. Fragestellungen, die den ärztlichen Bereich betreffen, werden direkt von den Fachärzten und/oder den Abteilungsleitern geregelt.

Pflegerischer Verlegungsrapport – LKH

Name der Pat. / des Pat.:

Verlegung von Station nach Station

Verlegung wurde angeordnet von:

Verlegung wurde durchgeführt von:

1. **Kurze Vorgeschichte**
   a) Wann, warum und wie wurde die Pat. / der Pat. ins LNKH gebracht?

   b) Soziales Umfeld (verheiratet, ledig, Kinder, usw.)

2. **Grund- und Behandlungspflege:**
   (Besonderheiten, Notwendigkeiten, usw.)

3. **Selbständigkeit**
   (Behinderungen, Handicaps der Pat. / des Pat.?)

4. **Untersuchungen / Termine:**
   (Welche Termine und Untersuchungen hat die Pat. / der Pat. WANN und WO? – Ist für diese Untersuchung(en) bzw. Termine noch etwas zu erledigen?)

5. **Welche Therapien besucht die Pat. / der Pat.?**
   (Was für Probleme, Besonderheiten sind aufgetreten?)

6. **Essen**
   a) KOSTFORM: PORTION:
   b) Grad der Selbständigkeit, Eßgewohnheiten, spezielle Bedürfnisse, Lieblingsspeisen, usw.

7. Verhalten der Pat. / des Pat.?
(Wie verhielt sich die Pat. / der Pat. bisher auf Station?)

a) während des Tages?

b) während der Nacht?

c) bei besonderen Anlässen?
(z. B. Besuch, Ausgängen, Pat.-Aktivitäten, usw.)

8. Medikamentenausgabe
(Wie nimmt die Pat. / der Pat. die Medikamente ein?
Was ist zu beachten? Besonderheiten)

9. Ausgänge, Beurlaubungen:
(Hatte die Pat. / der Pat. schon Ausgänge und Beurlaubungen? Welche?
Gab es Besonderheiten oder Zwischenfälle?

10. Ziele, Planung:
(Was ist mit der Pat. / dem Pat. geplant?
Gibt es konkrete therapeutische und pflegerische Ziele?

Die Pat. / der Pat. und dessen Kleider und Wertsachen

wurden am um übergeben.

Unterschrift:

7. ANHANG

7.1. Stellenbeschreibung

Bezeichnung der Stelle

Leitung der Qualitätssicherungsgruppe des Landesnervenkrankenhauses – Valduna

Eingliederung in die Betriebsorganisation

- Übergeordnete Stellen
  Da die Stelleninhaberin Mitglied der Krankenhausleitung ist, fungiert als vorgesetzte Dienststelle der Vertreter des Rechtsträgers.
- Nebengeordnete Stellen
  Ärztlicher Bereich: Chefarzt:
  Primarii
  Verwaltungsbereich: Verwaltungsleitung
- Untergeordnete Stellen
  ergeben sich aus der Funktion als Pflegedienstleitung und als Mitglied der Krankenhausleitung laut Anstaltsordnung.

Ziel der Stelle:

Das Ziel der Stelle ist es, im Rahmen des Valduna-Qualitätssicherungsmodelles die Qualitätssicherung zu institutionalisieren.

Kompetenzen und Aufgaben:

- Sie gewährleistet die kontinuierliche Weiterbildung von interessiertem Personal und deren Einbeziehung in die Qualitätssicherungsgruppe.
- Sie vertritt die Qualitätssicherungsgruppe nach außen.
- Sie informiert die Krankenhausleitung über die laufenden Projekte und die weiteren geplanten Aktivitäten kontinuierlich.
- Bei interdisziplinären Projekten werden die Bereichsleitungen vor Beginn von ihr informiert.
  - Bei interdisziplinären Projekten ist sie im Bereich der Qualitätssicherung Fachvorgesetzte.
  - Sie ist verantwortlich für die Inhalte der Projekte und hat für die Realisierung Sorge zu tragen.

- Sie beruft die Sitzungen ein, deren Teilnahme von ihr verpflichtend gemacht werden können.
- Sie leitet diese Sitzungen und Workshops.
- Fortbildungsveranstaltungen und Exkursionen werden von ihr organisiert und/oder durchgeführt.
  Auch hier kann eine Teilnahme verpflichtend möglich sein.

Arbeitsmittel zur Aufgabenerfüllung

Die der Institution LNKH zur Verfügung stehenden Mittel können, nach Absprache mit der Krankenhausleitung für die Projekte herangezogen werden.
Weiters stehen zur Verfügung:

- Sekretariat
- EDV
- hauseigene Vortragsräume
- Mittel aus dem Fortbildungsbudget

Die Regelung von Überstundenauszahlung und Dienstfreistellungen erfolgt, laut ihrer Funktion eigenverantwortlich.

Zusammenarbeit mit anderen Stellen

- Aktiv
  Die Leitung der Qualitätssicherungsgruppe arbeitet mit allen Stellen, die an den Projekten sind, eng zusammen.
- Passiv
  Durch regelmäßige Information
  – der Krankenhausleitung
  – der Mitarbeiter
  – des Rechtsträger

Vertretungsverhältnis

Die Vertretung übernimmt ein von der Leitung namhaft gemachtes Gruppenmitglied.

Diese Vertretung hat keine Handlungsvollmacht und kann nicht im Namen der Leitung agieren.

Sie dient, im Verhinderungsfalle der Leitung, zur Koordination der anfallenden Arbeiten bei Sitzungen und Workshops.

7.2. Fragebogen:

Der hier als Beispiel abgedruckte Fragebogen wurde von einer Arbeitsgruppe in Wien unter der Leitung von Frau Oberin Schweiwein erarbeitet.

PFLEGEQUALITÄTSERMITTLUNG

Körperpflege

Pflegeeinheit: ____________ Datum: ____________ Beobachter: ____________

PFLEGEKATEGORIE: II + III

Nr.	Fragestellung an die /den Patienten	Ja	Nein	Trifft nicht zu
1.	Wurden Sie täglich am ganzen Körper gewaschen?			
2.	War der Zeitpunkt der Körperpflege angenehm?			
3.	Konnten Sie den Zeitpunkt der Körperpflege selbst bestimmen (z. B. am Morgen oder am Abend)			
4.	War es im Zimmer während der Körperpflege zu warm?			
5.	War es im Zimmer während der Körperpflege zu kalt?			
6.	Wurde das Zimmer vor der Körperpflege gelüftet und das Fenster geschlossen?			
7.	War die Zimmertemperatur bei der Körperpflege so wie Sie es wünschen?			
8.	War das Wasser zur Körperpflege zu heiß?			
9.	War das Wasser zur Körperpflege zu kalt?			

Nr.	Fragestellung an die /den Patienten	Ja	Nein	Trifft nicht zu
10.	Hatten Sie die Möglichkeit, die Wassertemperatur selbst zu kontrollieren?			
11.	Wurden Sie nach persönlichen Wünschen z. B. Gesicht kalt waschen, gefragt?			
12.	Wurden diese Wünsche berücksichtigt?			
13.	Gab Ihnen die Schwester bzw. der Pfleger beim Waschen Tips und Anregung zur Körperpflege?			
14.	Konnten Sie während der Körperpflege mit der Schwester bzw. dem Pfleger reden?			
15.	Hatten Sie das Gefühl, daß Ihnen die Schwester / der Pfleger zuhört?			
16.	Wurden Sie während der Körperpflege ganz abgedeckt?			
17.	Wurden Sie während der Körperpflege vor Zuschauern abgeschirmt?			
18.	Wurden Sie daran gehindert, bei der Körperpflege selbst mitzuhelfen?			
19.	Konnten Sie beim Waschen selbst mithelfen?			
20.	Waschen Sie sich selbst, soweit Sie dazu in der Lage sind?			
21.	Wurden Sie angeregt und gefördert, sich selbst zu waschen?			
22.	Wurde täglich ein frisches Handtuch verwendet?			
23.	Wurde während der Körperpflege das Handtuch gewechselt?			
24.	Wurde während der Körperpflege der Waschlappen gewechselt?			
25.	Legen Sie Wert darauf, Ihr eigenes Waschzeug zu verwenden?			
26.	Wurden Ihre eigenen Waschlappen, Handtücher verwendet?			

Nr.	Fragestellung an die /den Patienten	Ja	Nein	Trifft nicht zu
27.	Wurde Ihre eigene Seife bzw. Waschlotion verwendet?			
28.	Wurden Sie nach der Ganzwäsche auch in den Achselhöhlen, unter der Brust, zwischen den Zehen und in der Leistengegend gründlich abgetrocknet?			
29.	Wurde während der Ganzwäsche das Wasser gewechsel?			
30.	Wurde während der Ganzwäsche das Wasser mehrmals gewechselt?			
31.	Wurden sie nach der Ganzwäsche am ganzen Körper eingecremt?			
32.	Wurden auf Ihren Wunsch Ihre eigenen Pflegemittel (Creme, Lotion) verwendet?			
33.	Erhalten Sie nach der Körperpflege ein frisches Hemd?			
34.	Können Sie sich selbst die Zähne / Zahnersatz putzen?			
35.	Wurden Ihnen von dker Pflegeperson alle erforderlichen Dinge bereitgestellt?			
36.	Wenn Sie sich selbst die Zähne / Zahnersatz putzen: Wurden Ihre Zähne / Zahnersatz täglich gereinigt?			
37.	Wurde die Zahnpflege auf angenehme Art durchgeführt?			
38.	Wurden Sie gefragt, ob Ihnen die Zahnpflege in dieser Form angenehm ist?			
39.	Männer: Können Sie sich selbst rasieren?			
40.	Wurden Ihnen von der Pflegeperson alle erforderlichen Dinge bereitgestellt?			
41.	Wenn Sie sich nicht selbst rasieren: Wurde Ihnen die tägliche Rasur angeboten?			

Nr.	Fragestellung an die /den Patienten	Ja	Nein	Trifft nicht zu
42.	Wurden Sie rasiert, wie Sie es wünschen (naß, trocken)?			
43.	Können Sie sich selbst frisieren?			
44.	Wenn Sie sich nicht selbst frisieren können: Wurden Sie nach dem Waschen frisiert?			
45.	Wurde Ihre eigene Bürste bzw. Kamm verwendet?			
46.	Wurden Sie nach Ihrem persönlichen Wunsch frisiert?			
47.	Wurde Ihnen ein Spiegel angeboten?			
48.	Wurde das Bett im Zuge der Körperpflege frisch gemacht?			
49.	Wurden Sie nach dem Waschen bequem gelagert?			
50.	Wurden Sie gefragt, ob Sie bequem liegen?			
51.	Achten die Schwester/der Pfleger darauf, wenn Sie sich offensichtlich nicht wohl fühlen (Angst, Schmerz)?			
52.	Berücksichtigt die Schwedster bzw. der Pfleger Ihre Äußerungen, Reaktionen?			
53.	Wußte die Schwester / der Pfleger, wo Sie bei der Körperpflege Unterstützung brauchen und was Sie selbst können?			
54.	Kennt die Schwester / der Pfleger Ihre Wünsche bezüglich Körperpflege?			
55.	Fragt Sie die Schwester / der Pfleger über Ihre Wünsche bezüglich der Körperpflege?			

7.3. Literaturnachweis

Jakob, A. Bijkerk/Dr. Werner Kreysch: Das Krankenhaus 1/91, „Interne Qualitätssicherung“

Prof. Dr. Fritz Beske/DR. Josef Georg Brecht/Frank-Michael Niomann/Leo Keuchel: das Krankenhaus 3/90 und 12/90 „Pilotprojekt – Qualitätssicherung in Krankenhäusern – Schleswig-Holstein“ I/II.

Prof. Dr. s. Eichhorn: Vortrag über Qualitätssicherung, 1. 10. 90 in Schloß Hofen/Vorarlberg.

Dr. Ing. Hans Plaut: unveröffentlichtes Referat 1984.

WHO: Lexikon der Qualitätssicherung.

WHO: Die Rolle des Beraters bei der Qualitätssicherung und Pflegepraxis.

Hauke: Qualitätssicherung.

Jacquerye Agnès: The Role of Nursing in Quality Assurance.

Jacquerye Agnès: Practical Strategies for Hospital Quality.

Martha Meier: Pflegequalitätskontrolle im Spital. Auf der Suche nach geeigneten Methoden.

Fichter Verena/Meier Martha: Pflegeplanung: Ein Anleitung für die Praxis. Kap. 6: Eine praktische Methode zur Beurteilung der Pflegequalität.

Hrsg. Deutsches Krankenhausinstitut: Qualitätssicherung und -kontrolle pflegerischer Arbeit im Krankenhaus. Untersuchung im Auftrag des BM f. Arbeit und Sozialordnung Bonn. Schlußbericht 1985.

J. Needham: Pflegeplanung in der Psychiatrie (ROCOM-Verlag).

Korn A./Helm-Kerkoff: Qualitätssicherung in der Pflege – Herausforderung und Chance.

6.3. Literaturhinweise

[illegible] Roberta / Werner [illegible]: Das Krankenhaus 1.91, [illegible] Qualitätssicherung

Prof. Dr. [illegible] Josef Georg [illegible]: Vom [illegible] Krankenhaus [illegible] Qualitätssicherung im Krankenhaus [illegible]

[illegible] Vortrag über Qualitätssicherung [illegible]

[illegible] Hanau/[illegible]

[illegible] Dr. [illegible] 1991

[illegible] der Qualitätssicherung

[illegible]: Die Rolle des Patienten bei der Qualitätssicherung und Pflege-praxis

[illegible]: Qualitätssicherung

[illegible]: The Role of Nursing in Quality Assurance

[illegible]: Practical Strategies for Hospital Quality

[illegible]: Pflegequalitätskontrolle im Spital. [illegible] nach [illegible] Methoden

[illegible]: Pflegeplanung – Eine Anleitung für die Praxis [illegible] praktikable Methode zur Beurteilung der Pflegequalität

[illegible]: Qualitätssicherung und [illegible] im Krankenhaus [illegible] Bericht [illegible] 1987

[illegible]: Pflegeplanung in der Psychiatrie [illegible]

[illegible]: Qualitätssicherung in der Pflege [illegible]

BIOGRAPHIE

Angela Korn

Jahrgang 1952
Allgemeines Krankenpflegediplom 1973
Psychiatrisches Krankenpflegediplom 1978
Fachlehrer für Krankenpflege DGB Stuttgart
Akad. gepr. Krankenhausmanagerin Wirtschaftsuniversität Wien

Berufliche Tätigkeiten:

2 Jahre Med. Univ.-Klinik Heidelberg, 2 Jahre Lehrschwester Krankenpflegeschule KH-Salem, Heidelberg, 7 Jahre Schuloberin Ausbildungsstätte LKH-Rankweil/Vlbg, 12 Jahre Pflegeleitung des LKH-Rankweil/Vlbg, seit 1992 Leitung des Stationsleitungslehrganges für das Bundesland Vorarlberg, seit 1. 10. 1993 Leitung der Stelle Pflegepersonal-Management bei der Vorarlberger Krankenhausbetriebsges. m. b. H., seit 1991 praktische Erfahrung in der Qualitätssicherung für die allgemeine und psychiatrische Krankenpflege. Externe Beratung mehrerer Spitäler und vieler Projekten.

Wir bedanken uns bei folgenden Firmen für Ihre Unterstützungen am Entstehen dieses Buches:

Biochemie GesmbH., 1235 Wien
Leopold Pharma GesmbH., 8055 Graz
Lundbeck Arzneimittel GesmbH., 1201 Wien